U0278153

正念生活

心理医生教你摆脱焦虑的折磨

包祖晓　包静怡 —— 主编

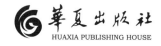

华夏出版社
HUAXIA PUBLISHING HOUSE

谨以此书

献给罹患焦虑症并正在痛苦中挣扎的人们
献给从事焦虑症治疗的医护人员

前　言

近年来，随着生活节奏的加快，学习、就业、工作压力的增大，竞争加剧，以及个体对自我期望值的提高，精神压力也随之增大，焦虑的患病率呈上升的趋势。

但是，由于焦虑症患者常因各种躯体症状反复就诊于综合性医院非精神科，导致在获得正确诊断前，往往已经进行了许多不必要的检查和治疗，造成巨大的医疗资源浪费，也耽误了疾病的治疗。在精神卫生领域内部，医生们对焦虑的治疗似乎普遍存在注重药物治疗、忽视心理治疗的现象。能关注焦虑症患者背后的生活/人生问题者更是凤毛麟角。

有精神/心理卫生科临床工作经验的人都知道，焦虑症患者在服药之后，原来严重的焦虑状况许多时候会有所好转。但这往往只是暂时的，一旦停药或因长时间服药导致出现抗药性后，个体就会产生更强烈的焦虑。这是因为，与消灭有机体患病过程中那些入侵病菌的原理相比，缓解焦虑的药物是在一个完全不同的原理上发生作用的。一些药物会阻断思维或情绪状态所导致的让人痛苦的结果，但是它们无论如何都不会对其病因产生任何效果。它们能够改变有机体的反应，但是却不能触及这些反应原先为什么被歪曲这个问题。

也就是说，尽管抗焦虑药和抗抑郁药能够帮助你不感到焦虑，但对是什么使得你焦虑这个问题，它却无能为力。对你来说，不感到焦虑也许仍然是有价值的，尤其是它使得你可以更有效地应对日常生活和工作中的困难，让你在痛苦的境遇中感受不到痛苦。但是，这时候的你只是生物学意义上的人，已不具有"存在"意义上的"灵性"了。

因此，正确认识焦虑、规范诊治焦虑自始至终是各界亟待解决的问题。

存在主义心理治疗家欧文·D.亚隆提出："如果我们专心思考我们活着（即我们在世界上存在）这个事实，并且尽力把那些让人分心的、琐屑的事物置于一边，尝试去认真考虑导致焦虑的真正根源，我们便开始触及某些基本主题：死亡、无意义、孤独和自由。"

作为精神/心理卫生科医生，作者也发现，焦虑首先是生活或者是人生问题，然后才是医疗问题，我们需要把焦虑问题还原回生活/人生问题去加以解决。

有鉴于此，作者以自己长期的临床实践为依托，在整理大量国内外文献和临床经验的基础上，撰写了《正念生活：心理医生教你摆脱焦虑的折磨》。该书从新的视角对焦虑及其治疗问题进行了深入探讨，纠正了有关焦虑诊治过程中的误区；详细介绍了诊治焦虑所需要的检查和评估，对于容易导致焦虑的疾病进行了整理；本着标本兼治的原则，在论述焦虑症常规的药物治疗和心理治疗方法之外，深入探讨了焦虑治疗中的深层次问题；并附以大量的临床治疗案例。

作者深信，如果焦虑症患者能综合运用书中介绍的治疗方法去疗愈，唤醒我们每个人都拥有的自愈力，那么，我们不仅可以治愈焦虑，而且会使自己的心灵得到成长。这样，不仅减少了个人和社会的医疗支出，更重要的是，人会变得更健康，生命变得更有意义。

本书内容通俗易懂，不仅适合焦虑症患者及其家属阅读和使用，还可供健康保健人员、临床医护人员、精神/心理卫生工作者阅读和使用，对健康人群和高"压力"人群的修身养性也非常合适。

包祖晓

2020.5.1

目 录
contents

第一章

焦虑症诊治过程中的困境与出路

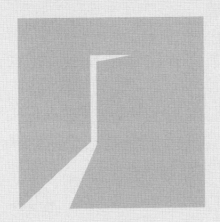

蜉蝣之羽，衣裳楚楚。

心之忧矣，于我归处？

蜉蝣之翼，采采衣服。

心之忧矣，于我归息？

蜉蝣掘阅，麻衣如雪。

心之忧矣，于我归说？

——《诗经·曹风·蜉蝣》

这首诗是《诗经·曹风·蜉蝣》中的内容，意思是：

蜉蝣展动着翅膀，衣裳鲜明又漂亮。我的心多么忧伤，我的归宿在何方？

蜉蝣展翅在飞翔，衣服华丽闪亮亮。我的心多么忧伤，我会归息在何方？

蜉蝣穿洞到人间，麻衣白亮如雪片。我的心多么忧伤，我会归止在何方？

可以看出，自古以来，如何解决焦虑问题是人类的共同难题。随着现代科技的发展，各种与焦虑有关的书籍、仪器、药品、保健品更是层出不穷。但是，焦虑问题仍是困扰着人们的头等大事。如果不信，请看下文。

"下诊断－开药"模式对焦虑症的诊治具有局限性

来访者：医生，我想住院治疗。

医生：你的焦虑并不严重，无须住院，门诊治疗即可。

来访者：我都治疗那么长时间了，不仅不见好，还有那么多症状。

医生：一直以来，你来我们这里只要求配药，但根本没在心理卫生科好好地治疗。

来访者：5年前，我在杭州XX医院诊断为广泛性焦虑障碍，一直在服用他们开的药物，你怎么能说我没有好好治疗呢？

医生：对于焦虑障碍的治疗来说，药物就像游泳圈，是治标不治本的，除药物之外，更需要进行心理治疗，如：学习如何与症状相处、接纳负性情绪、改变行为模式和生活习惯等等。我曾经建议过你数次进行心理评估和心理治疗，而你一直表示拒绝，认为自己心理没问题，只是有点焦虑，不需要心理评估及治疗。

来访者：我现在很难受，只想住院治疗，你就给我开张转院证吧。

医生：对不起，就你的状况来说，住院治疗获益的可能性不大，或许你只是把医院当成了"心理避难所"，这样对彻底摆脱焦虑没好处……

来访者家属开始大声地骂道：你这医生一点医德也没有，病人都那么痛苦了，你还不开转院证，你就忍心看他死啊……

这是发生在我们心理卫生科的一幕情景，类似该来访者的"要求"在焦虑症患者中非常普遍。由于他们比较着急地想摆脱焦虑症状，往往是病急乱投医，有些焦虑症患者不断要求住院，反复进行医学检查，除耗费大量的人力、财力和物力之外，焦虑仍是无法根治，人格也出现了退化。有些焦虑症患者长期服药，不仅导致其对药物的依赖，还出现医源性的身体损害，但仍不时地受焦虑症状的折磨。许多医生也是如此，对焦虑症状不加区分，一概使用抗焦虑的药物治疗。作者还见过更糟糕的，有些"好心"的医生以"精神障碍"的名义给焦虑症患者办理了"特殊病种"证明。

从短期治疗来看，许多时候"下诊断－开药"模式对缓解焦虑症状是简便而有作用的。但从长远看，这种模式对焦虑症患者的治疗是不利的。因为，一个人到底患有哪一类的焦虑，并不能简单地从患者的外在表现来推断。例如，来访者由于有不正当的婚外情，情感上极度痛苦而前来求治。临床医生最初往往不会知道该来访者是由于另有新欢而激起了强烈的本能冲动，还是由于潜意识觉知桃色事件将严重威胁来访者的安全、名誉和家庭，或者是来访者因为私通正经受着内化了的道德观的惩罚。如果医生不能去区分该来访者焦虑的类型，识别焦虑症状背后的问题，以及这些焦虑与心理发育阶段相关问题的意义，那么，单纯用药治疗的效果最多是暂时控制了焦虑症状，但不可能彻底解决问题，更不要说促进心灵的成长了。

有心理卫生科临床工作经验的人都知道，焦虑症患者在服药之后，原来严重的焦虑症状许多时候会有所好转，但这只是暂时的，一旦停药或长时间服药出现抗药性后，个体就会产生更强烈的焦虑，同样情形我们在失眠、酗酒、吸烟和吸毒的人身上也常见到。如果一个人睡眠不好，总要借助安眠药来入睡的话，一旦停止服药，就会出现噩梦不断或梦魇的状况。这是因为，服药后，大脑的神经细胞受到抑制，无法做梦；而在停止服药后，被麻痹的神经细胞会比原来更敏感、更脆弱，也就更容易做梦。如遇到这种情况，很多人会重新服药，而且加大剂量，以恢复无梦的睡眠。这既是医生建议病人逐渐减少药物剂量、不能突然停止服药的原因，也是医生一再告诫病人要经受住治疗期间可能出现的程度严重的焦虑和兴奋状况考验的原因。

因此，把焦虑问题作为"疾病模式"进行对待，除了会受到制药公司青睐和方便医生开药之外，对理解和帮助焦虑来访者并没有多少益处。下面这位来访者的情况即是如此：

来访者，女性，54岁，因反复紧张、失眠5年求治。5年前因子宫颈被怀疑癌前病变，开始出现焦虑症状，失眠多梦，被诊断为"焦虑障碍"。来访者服用药物治疗后，其症状控制良好，1年后停药。此后不久再次由于身体不适，伴有紧张、担心、失眠而恢复药物治疗，医生告诉她这次服药时间要长一些，以防止复发。来访者这次的依从性也很好，在医生的指导下把药物减少到了每3天服半片草酸艾司西酞普兰。两个月前，由于身体出现一些和妇科相关小状况，她的症状又开始加重。这次，病人在家人的陪伴下来到台州医院心理卫生科就诊，寻求"彻底"的治疗方法。医生建议其进行系统的心理治疗，她说："医生，只要身体状况良好，不癌变，我就不会焦虑。"

医生说："谁能保证自己永远不会得癌症呢？你焦虑的背后是对死亡的恐惧，难道你希望后半辈子都用药物麻痹自己吗？"在医生的建议下，她开始了为期10次的正念治疗。后来，她不仅摆脱了药物，而且人格得到了成长。

需要注意的是，作者在此并没有否定药物能缓解紧张、焦虑等症状，只是在强调：从长远的角度看，"下诊断－开药"模式对焦虑的诊治具有局限性，而且有长远的危害。

需要把焦虑问题还原回生活／人生问题

小北极熊会冷

一只小北极熊看起来很忧郁，一直缠着熊妈妈问问题。

熊妈妈很忙，但被缠得没办法，只好放下手边的工作。熊妈妈问小北极熊："孩子，有什么问题让你担心吗？"小北极熊用带着忧郁的音调问熊妈妈："爸爸是北极熊吗？"熊妈妈听到这个有趣的问题就笑出声来，她对小北极熊说："傻孩子，爸爸当然是北极熊了。"

小北极熊听到这个回答，脸上看起来还是挺忧郁的。小北极熊继续用带着忧郁的音调问熊妈妈："那爷爷是北极熊吗？"熊妈妈听到这个问题，开始有一点不耐烦了，她对小北极熊说："傻孩子，爷爷当然也是北极熊。"

小北极熊显然仍无法满意熊妈妈的回答，他说："妈妈，我最后问你一个问题，那爷爷的爸爸是北极熊吗？"熊妈妈听到这个问题后笑得满地打滚，她对小北极熊说："这还用问吗？爷爷的爸爸当然绝对是北极熊。"

熊妈妈开始好奇地问小北极熊："孩子，你怎么问我这些傻问题呢？"小北极熊回答道："妈妈，我感到好冷。"讲完后就带着一脸的忧伤无奈地走到壁炉旁继续取暖。

故事中的小北极熊感到好冷，但它除了忙着问问题之外，不知道该怎么办。其实，不只是小北极熊，许多处于焦虑状态的人，又何尝不是如此呢？他们不断地问问题，找答案，但却一直无解。殊不知，焦虑问题根植于生活。下面试举三个例子来说明。

第一例：来访者，男性，初三学生，希望考重点中学，觉得自己本来的成绩应该可以考上本地最好的高中，但是最近几次考试都不理想，觉得再这样下去会有考不上的危险。他想加把劲，可是没什么效果，反而越来越差，睡不着觉，异常疲惫。医生告诉他，他的疲劳跟过度紧张有关，他也意识到自己确实不能放松，做任何事情都紧绷着，就连去操场走走的时候也是想着自己的学习，他说"越紧张越做不好，成恶性循环了"。医生帮助他调整了认知，接纳了目前的不理想状态，也不再执着于考重点高中，结合放松练习，其症状慢慢改善了。

第二例：来访者，男性，46岁，已婚，育有一女，女儿已经上高中。妻子3年前曾做过子宫切除手术，而他3年前曾做过心脏射频消融术。上学时读书成绩优秀，有1个姐姐，2个哥哥（1个年轻时因病去世，1个50岁时因病去世），自幼生活顺利，备受父母和哥哥、姐姐的照顾。

来访者本来是县城一所重点中学的英语教师，自从做了心脏手术后担心身体吃不消而调离岗位，开始时做了一年保卫科的工作，然后去总务科，日子过得比较压抑，总觉得没面子。后来学校有一财务人员两年后要退休，校长已经同意让他去接任，所以他努力考了会计资格证，哪知最后又被一个领导的亲属占去了岗位。

随着二胎政策的放开，看到周围许多的同事、朋友都生二胎了，他想想自己还没有儿子，现在想生又无能为力，心里开始出现焦虑、难受、心慌、紧张情绪。因做过心脏手术而害怕激动，3年来性生活较之前明显减少，射精时也没有感觉。到公园散步时看到年纪大一些的孕妇就难受，看着与自己年龄相仿者抱着孩子也难受，因此经常回避这些场合。

第三例：来访者，女性，26 岁。她的苦恼是害怕与人打交道，一到人前就脸红，尤其是遇到重要人物时。她就诊过不少医院，还服过许多药物，但收效不大。这次，她一进诊室就反复跟医生说："我太痛苦了，医生，你无论如何都要把我的病治好。"医生问她："如果把这种脸红恐惧症治好了，你想做什么呢？"她告诉医生，一旦脸红恐惧症治好，她会去参加单位即将举行的岗位竞聘，还要向自己偷偷喜欢 1 年多的男孩表白。医生开玩笑地告诉她："脸红恐惧症很好治，但我不能给你治。"来访者非常纳闷地问："为什么？"医生告诉她："因为你不仅是靠着脸红恐惧症才能让自己接受对自己或者社会的不满以及不顺利的人生。你还要用'这都是因为脸红恐惧症'之类的话来安慰自己呢。如果我给你治好脸红恐惧症，万一你没竞聘成功或被心仪的男孩拒绝，那咋办呢？"

医生进一步解释，她脸红恐惧症背后的潜意识动机是自卑，是因为她对自己没有信心，始终抱着"如果这样，即使竞聘 / 告白也肯定会失败 / 被拒绝，到时候就会更加没有自信"这样的恐惧心理，所以才会制造出脸红恐惧症这样的问题。

在明白医生的解释后，她开始尝试接纳"现在的自己"，说："不管结果如何，我首先得带着脸红向前迈进。"从此，她的人生在逐渐地发生改变。

很明显，这几例焦虑症患者的背后都是生活 / 人生问题。如果不去解决生活 / 人生问题，而只是从医药的角度去治疗，说舍本逐末还是客气的，说是阻碍"人"的成长也并不过分。

作者在心理卫生科会不时地遇到上述几种情况：来访者的临床状态属于以焦虑为主要表现的神经症性障碍，但来访者本人和家属要求医生开具医疗证明：有些人要求休假，有些人要求换岗位，有些人要求提前退休。他们经常说的话是："单位领导 / 老师说了，到医院开张证明就可以请假 / 换岗位 /

办理退休……"医生会告诉他们这样做不妥——这是帮倒忙行为，也是违反医疗原则的行为，因为这种"继发性获益"对"人"的成长并没有好处，我们应该在一起探索如何去摆脱"存在性困境"。每每这时，会愤愤不平，甚至辱骂医生。下面举两例来说明：

第一例：女性，18岁，当地某重点高中的学生。该来访者初中时成绩不错，在班里名列前5。上高中以来，成绩下降，出现了失眠、紧张等身体不适症状，头脑中还不时地冒出不想上学的念头，到医院检查未见明显异常。她妈妈在学校旁边租了房子陪读，其情况暂时改善。但没过多久，该来访者又反复出现不适，不想上学的念头越来越强烈，觉得"现在的教育是误人子弟，浪费生命，还不如去打工"，"如果家人再逼着她去读书，就选择离家出走或自杀"……家长遂把她带到台州医院心理卫生科。当接诊医生了解完她的情况，建议其进行情绪和个性方面的评估时，她父亲说："医生，你先给她开张'抑郁症'的证明，以便办理休学，然后我带她出去旅游一趟，如果还不好，再找你就诊。"当医生说这样不妥时，她父亲开始破口大骂："你这医生怎么连最起码的同情心都没有，良心被狗吃了！""如果你帮助我，我全家都会感谢你一辈子"……不管医生如何解释，她父亲就是不理解。

第二例：来访者，男性，26岁，在电力部门上班，两年前曾因紧张、担心，在台州医院心理卫生科就过诊。医生诊断其为焦虑状态，建议其进行血液学、心理评估，遭到来访者拒绝。近期来访者被科室领导陪诊（受单位领导的委派），领导反映其不合群、内向。由于他经常要到乡下处理与电力有关的问题，有时还要进行高空且具有危险性的作业，所以来就诊，看看他是否需要换岗位，并明确地表示："单位领导已经讨论过，只要医生出具'不适合原岗位'的证明，就可以换到其他岗位。"医生在详细了解他的情况后，让其做《症状自评量表（SCL-90）》和《明尼苏达多相人格测验（MMPI）》。在来访者的《SCL-90》中，大部分症状评估为重度。但评估师发现，其在做

MMPI 时存在乱选的情况，遂让其重新评估，并告诉他："该量表里设置有谎分和诈分，如实地评估对自己更有利。"结果显示，量表中癔症分、心理变态分偏高，其余因子分在正常范围内。

医生告诉陪诊的领导，该来访者存在性格、人际关系等方面的问题，但是否换岗位应该是单位内部的事，不属于医疗范畴；如果他愿意进行心理咨询，或许会有些帮助。没过多久，这位接诊医生接到了医院某位领导的电话，说电厂领导找他了，问能否把诊断往抑郁症方面靠一下……该接诊医生尽管非常为难，但仍坚持自己的原则："这是生活和工作方面的问题，与医疗无关。"

在有"生活问题医疗化""社会问题医疗化"倾向的今天，类似该案例中的情况在心理卫生科越来越多见了。作者还遇到过一位焦虑性神经症患者长期开病假条来休息的呢！

健康焦虑和疑病者的情况也是如此，他们不断地到医院做体检，不断地服用保健品，不断地从事养生方面的活动……殊不知，许多健康产品对缓解健康焦虑只是暂时性的，还不如直面死亡恐惧和孤独、给自己的生命赋予意义。因为，对"存在"意义上的"人"来说，健康不可能安慰得了"放弃更高志向的人"以及替代得了"生命的意义"。在某种程度上，用"活得更久"这样一个"缺乏意义和目的"的健康问题替代"好的生活"这一道德问题，会导致人生出现更多的限制，牺牲"重要的个人自由"。有些更为不幸者不仅生命没活出意义，还因为养生把命给养没了。作者曾在《唤醒自愈力》一书中提出：

"养生"从某种程度上似乎是大众为了使自己"生生不息"，调和"生的欲望"与"死的必然性"之间的矛盾，避免出现或缓解健康焦虑和死亡恐惧，从而有意或无意采取的措施，但其效果并不可靠。

因此，我们需要把焦虑问题还原回生活问题加以解决。正如下面这则禅学故事所示：

有人问禅师：关于人类，最让你感到惊讶的是什么？

禅师：人类为了赚钱，他牺牲健康；为了修复身体，他牺牲钱财。然后，因为担心未来，他无法享受现在。就这样，他无法活在当下。活着时，他忘了生命是短暂的。死时，他才发现自己未曾好好地活着。

也就是说，如果学会了好好地生活，那么，焦虑问题自然就不存在了。《台州晚报》"给自己定个健康目标"一文对此做了更为详细的表述：

当下，社会节奏太快，很多人找不到自我，容易出现焦虑、情绪不稳定等问题。在心理卫生科，医生不时会遇到一些极度讨厌自己的来访者，有些人讨厌自己的性别，想要通过服药或手术改变性别特征；有些人对身体的某些部位不满意，要求整形。例如躯体变形障碍患者，他们会想象出一个有缺陷的外表，或者将一个微小的缺陷过分夸大，而过分关注皮肤、胃、体重、臀部、头发、眼睛、牙齿等身体部位。

因为对自己、对生活不满，于是，有人从各种幸福哲学、养生书籍和大师处寻求慰藉，希望借此应对"人固有一死"的恐惧；有人从追求物质财富、权力和时尚中确立自己的"存在感"，希望借此逃避生命本身的"无意义"；有人靠不停地忙碌、工作、趋同、应酬来充实生活，希望借此来逃避内心的"孤独"和"存在性自由"；有人不断地用药物控制自己的焦虑、抑郁、失眠等心理痛苦及各种躯体不适，借此麻痹自己的躯体与心灵的感受，使自己免受直面"存在性"困境的痛苦。

"他们丧失了自我，但却毫不自知，直到严重时出现焦虑、抑郁等情况才想到寻求帮助。"包祖晓说，"要找到自我，首先要过一个正念的生活，过自己的生活，不要跟风、趋同，要有自己的想法，按自己的节奏做事，不找过高的参照物，摆脱完美主义。简而言之，就是身居当下，体验自己的快乐。"

下面再借莎士比亚《麦克白》中的对话再来强调一下"把焦虑问题还原

回生活问题"的重要性：

医　　生：回陛下，她并没有什么病，

　　　　　只是因为思虑太过，持续不断的幻想扰乱了她的神经，

　　　　　使她不得安息。

麦克白：你难道不能照顾一颗生病的心灵吗？

　　　　　从记忆中拔出一种根深蒂固的悲痛，

　　　　　抹去写在大脑中的那些苦恼，

　　　　　用一剂使人忘却一切的甘美的药剂，

　　　　　把那堆满在胸间，

　　　　　重压在心头的积毒清除干净吗？

医　　生：那还是要仰仗病人，

　　　　　自己拯救自己。

第二章
认清焦虑及其治疗的基本事实

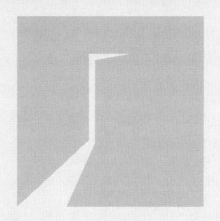

把焦虑问题作为"疾病模式"进行对待，除了会受到制药公司青睐和方便医生开药之外，对理解和帮助焦虑来访者并没有多少益处。

——包祖晓

现代社会被称为"焦虑的年代"。近年来，随着社会竞争的日趋激烈与生活压力的不断加大，焦虑症的患病率呈上升趋势。我国新近研究表明，普通人群中广泛性焦虑症的发病率为 2% ~ 4.7%，而某些特定人群（如冠心病患者和临考学生等）发病率可高达 10% 以上。但是，由于焦虑症状和躯体症状交织在一起，导致焦虑问题不能得到及时的识别和有效处理。

本篇内容将介绍有关焦虑及其治疗的基本事实，旨在帮助你分辨与焦虑相关的事实与谎言。

什么是焦虑和焦虑症

一、焦虑

焦虑（anxiety）意指某种类似担忧的反应，是多种情绪的混合体，除占主导地位的恐惧成分外，还包含其他多种情绪成分，如抑郁、悲伤、愤怒、害羞、自责、兴奋等。焦虑对应的英文是 anxiety 和 worry，与 fear（害怕、恐惧）有关。如《朗文当代英语大辞典》把 anxiety 解释为：an uncomfortable feeling in the mind usually caused by the fear or expectation that something bad will happen。《英汉双解精选医学词典》解释为：fear is often distinguished from anxiety in having a specific object（恐惧与焦虑的区别在于，前者是针对某一对象产生的）。可见焦虑情绪是由于害怕、恐惧而产生的一种不适情绪，表现为惊恐，或提心吊胆，或精神紧张。与焦虑相类似的常用术语有："害怕"（afraid）、"恐惧"（dread）、"恐怖"（phobia/terror）、"惊骇"（fright）、"畏

惧"（fear）、"惊恐"（panic）、"担忧"（apprehensiveness）、"苦恼"（agony）、
"惊慌失措"（consternation）、"惊慌"（alarm）等。

在传统中国医学的典籍中，"焦虑"的概念并无专门记载，只有许多相类
似的描述，如惊骇、恐惧、忧思等。需要注意的是，中医七情中的"思"与
焦虑有区别，不可混同。

焦虑具有两面性。一方面，适度的焦虑是个体安全需要的体现（对当前
或未来情况的不确定：考试、预期目标、不熟悉的目标、物体、场景等）；
一定程度的焦虑是维持个体警觉性、促进躯体的代谢活动、维持基本精神活
动的重要因素。从这些方面来说，失去焦虑反应的人倒是不正常的。德国精
神病学家Gebsattel提出："没有焦虑的生活和没有恐惧的生活一样，照样不
是我们真正需要的。"我国当代精神病学家许又新教授也提出："焦虑是对生
活持冷漠态度的对抗剂，是自我满足而停滞不前的预防针，它促进个人的社
会化和对文化的认同，推动着人格的发展。"

另一方面，如果焦虑与外界环境不协调（没有相应的刺激源而产生焦
虑，或对于刺激源所产生的心理和躯体反应明显与群体中多数面对同样刺激
所产生的反应不同）；焦虑持续存在，超过所处群体面对同样刺激所出现反
应的持续时间；焦虑个体感到自身焦虑出现的不合理性，但没有办法控制；
个体为焦虑的出现感到痛苦；对个体正常的社会功能造成损害。从这些方面
来说，就是病理性的了。

著名心理学家弗洛伊德将焦虑分为三类。

（1）客体性焦虑（恐惧）。它又分为两种：①原发的客体性焦虑；②继
发的客体性焦虑，这不是因客体的出现或再现所引起的，而是它出现的可能
性引起的焦虑。

（2）神经症性焦虑：这是意识不到的焦虑，是压抑（repressed）于无意
识里的焦虑，造成焦虑的威胁来自本能的冲动。

（3）道德性焦虑：危险来自自我，被体验为羞耻感和罪恶感。

弗洛伊德关于焦虑的论述唤起了全世界对焦虑的重视，他的思想激发了广泛的研究。但弗洛伊德关于无意识焦虑的学说也给临床精神病学带来了不利的影响。因此，我们必须区别两种不同的焦虑概念：当事人体验到的焦虑（现象学的概念）和当事人体验不到的焦虑（精神分析的一个理论构想）。

A. Lewis（1967）在复习文献和长期临床实践的基础上提出，作为精神病理现象的焦虑应具有以下特点。

（1）焦虑是一种情绪状态，患者基本的内心体验是害怕，如提心吊胆、忐忑不安，甚至极端惊恐或恐惧。

（2）这种情绪是不快乐的和痛苦的，可以有一种死在当下或马上就要虚脱晕倒的感觉。

（3）这种情绪指向未来，它意味着某种威胁或危险，即将到来或马上就要发生。

（4）实际上并没有任何威胁和危险，或者用合理的标准来衡量，诱发焦虑的事件与焦虑的严重程度不相称。

（5）与焦虑体验的同时，有躯体不适感、精神运动性不安和自主神经功能紊乱的表现。

下表是正常焦虑与病态焦虑的鉴别要点，可供参考。

正常焦虑	病理焦虑
有一定原因	自我认知不合理，但无法控制
持续时间较短	持续存在时间过长（反应过长）

二、焦虑症

焦虑症（anxiety disorders）是一组以焦虑为主要临床相的精神障碍，有主观和客观两方面表现。主观体验是焦虑情绪，患者表现为整天惊恐不安、提心吊胆，总感到似乎大难就要临头或危险迫在眉睫，但部分患者也知道实际并不存在什么危险或威胁，却又不知道为什么会如此不安。客观表现有两方面，即运动性不安和自主神经功能紊乱。运动性不安时，患者闭眼向前平伸双臂，可见手指对称性轻微震颤；肌肉紧张使患者感到头脑发胀，头皮发紧，后颈部僵硬或疼痛，四肢和腰背酸痛；严重者坐立不安，不时做些小动作，如搓手顿脚，或来回走动，一刻也不能静下来。自主神经功能紊乱时，尤其是交感神经功能亢进，患者会出现各种症状，如口干、出汗、心悸、窒息感、呼吸急促、胸部发闷、面部一阵阵发红或发白、食欲下降、便秘或腹泻、尿频尿急、晕倒等。

焦虑症必须具备以上两方面的特征，单有焦虑情绪是不够的，同样，仅有自主神经功能紊乱的表现也非焦虑症。前者可能是人格特征或情境性焦虑，后者无特异性。换句话说，同时具备上述两方面表现才能考虑焦虑症。把单纯的自主神经功能紊乱称为焦虑症是错误的。

焦虑症的概念在各分类系统中不尽相同。在《国际疾病与相关健康问题统计分类（第十版）》（ICD-10）中，将焦虑症分为两大类：一类是恐怖性焦虑障碍，包括广场恐怖、社交恐怖、特定的（孤立的）恐怖；另一类是其他焦虑障碍，包括惊恐障碍、广泛性焦虑障碍、混合性焦虑和抑郁障碍等。在美国《精神障碍诊断与统计手册（第四版）》（DSM-Ⅳ）中，焦虑症所涵盖的种类最多，除焦虑、抑郁混合状态外的全部病种，还包括强迫症、急性应激障碍、创伤后应激障碍和躯体疾病或物质应用所致的焦虑障碍等。在最近发布的《精神障碍诊断与统计手册（第五版）》DSM-Ⅴ中，"焦虑障碍"一章不再包括强迫症（归入强迫障碍和相关障碍章节中）和创伤后应激障碍、急性应激障碍（归入创伤相关和应激相关障碍中）。DSM-Ⅴ的"焦虑障碍"一章除包括社交焦虑症（社交恐惧）、惊恐发作、广泛焦虑障碍、广场恐惧症等障碍外，还纳入了分离性焦虑障碍和选择性缄默症等新的类型。

焦虑症的主要表现

焦虑症可起病于任何年龄，以 40 岁之前发病为多见。起病可急可缓，病前常有心理或躯体方面的诱因。下面介绍焦虑症的常见临床表现。

一、广泛性焦虑症

来访者，男性，37 岁，近两年来常常出现头晕、心慌和耳鸣，还有口干、手心出汗和肌肉紧张的现象。经常性的紧张不安使他精神无法集中，导致他在房间里来回走动。虽然这些症状有时使他"失去信心"，"像六神无主的苍蝇"，而且害怕一个人待在家里，更喜欢跟家人、朋友一起活动，但他否认有抑郁情绪。他曾因为这些症状去看过神经科、中医科、心血管内科和内分泌科医生，也扎过一段时间的针灸，但效果都不明显。

他为很多事忧虑，经常担心父母的健康。父亲的确在两年前患过一次心肌梗死，但现在感觉良好。他也担忧自己不是一个好父亲，妻子会离他而去，同事不喜欢他。虽然他知道这些忧虑都没有事实根据，但就是无法控制。在过去两年里，他因为紧张不安而很少参加社交活动。

焦虑的读者们，你对此情况是否似曾相识呢？是的，这是一位广泛性焦虑症患者。

广泛性焦虑症（generalized anxiety disorder，GAD），又称慢性焦虑、浮游性焦虑或无名焦虑，是焦虑症最常见的表现形式，起病缓慢。临床表现主要有以下几方面。

（一）焦虑情绪

这是一种自己不能控制的、没有明确对象或内容的恐惧，觉得有某种实际不存在的威胁将至，而出现紧张不安、提心吊胆样的痛苦体验。它是以经常或持续的、无明确对象或固定内容的紧张不安，或对现实生活中某些问题过分担心或烦恼为特征，这种紧张不安、担心或烦恼与现实很不相称。

值得注意的是，临床上明确地把自己的心情描述为没有对象和内容的恐惧的患者不多见。这是由于人们不能容忍他的心情或痛苦没有对象和内容，他必须给自己提供某种内容。这样一来，焦虑便附着在各种偶然事件上，似乎有了现实的内容。例如，患者的皮肤被划破了一个浅表的口子，他 / 她马上想到了破伤风和败血症，想到了死亡，十分恐惧；排队买东西时担心轮到自己时东西卖完了，或者害怕给错了钱而受指责；家人外出，担心其会出意外。

另外，这种焦虑与烦恼有区别。因为烦恼主要是针对过去的事后悔和对现状不满，而焦虑几乎完全是对未来的可能性恐惧。当然，由于焦虑会妨碍做事的效率和准确性，很多焦虑患者也会有烦恼。

（二）运动性不安

它是指患者焦虑时出现的坐立不安、来回踱步，甚至搓手顿足、叹息不已、奔跑喊叫等症状，也可表现为不自主地震颤或发抖、全身肉跳、肌肉紧张性疼痛。

其中紧张性头痛在焦虑症患者中甚为多见，这种头痛表现为头部钝痛，无搏动性，头痛常位于顶、颞、额及颈部，有时上述几个部位均有疼痛，头痛程度属轻度或中度，不因体力活动而加重，常诉头顶重压发紧或头部带箍紧感，另有颈部发紧、僵硬，转头时尤为明显。查体包括神经系统检查无阳性体征，颅周肌肉如颈部肌肉、头顶部及肩上部肌肉可能有压痛，有时轻轻按揉，患者会感到轻松、舒适。

（三）自主神经功能紊乱

如胸痛、心悸、心慌、呼吸加快、头痛或头晕、面色发红或苍白、出汗、咽部发干、恶心呕吐、腹部胀气、肠鸣、腹泻、尿频、尿急、阳痿、早泄、性感缺乏、月经不调、全身尤其是两腿无力感等自主神经功能紊乱症状。

焦虑症患者的胸痛特点是：部位不固定，可位于"心前区"，也可位于"剑突下"，常因担心"心绞痛"而反复就诊心内科；胸痛的性质常为模糊的钝痛，甚至不一定是"痛"，而是难以描述的不适；其症状往往呈持续性，活动后不仅不会加重，反而可能会减轻。

（四）过分警觉和神经过敏

过分警觉常表现为惶恐，易惊吓，对外界刺激易出现惊跳反应；注意力难以集中；有时觉着脑子一片空白；难以入睡和容易惊醒，有时出现夜惊、梦魇，患者清晨起床时有头脑昏昏沉沉、不清醒的感觉。

神经过敏可表现为敏感多疑，容易激惹，常常为一些小事，甚至与自己关系并不密切的事情而大发脾气，而事后又经常觉得不应该发火而懊悔；部分患者表现为怕光，不能忍受噪声，怕拥挤而不愿出门，常待在家中；容易感动，看一般的电影情节也要落泪。

此外，广泛性焦虑的患者通常同时合并其他症状，最为常见的是抑郁、疲劳、强迫、恐惧、人格解体（感到自我的全部或部分似乎是不真实、遥远或虚假的）等症状也不少见，不过这些症状不是主要的临床症状。

二、惊恐障碍

来访者，男性，26岁，近3个月来差不多每个晚上都会在睡几个小时后，从睡梦中惊醒，感到嗓子发紧、心跳加快、头晕目眩，并有一种将要死去的恐惧感。他不知道为什么会这样。许多夜里，他只能睡睡醒醒，有时不敢睡着，因怕睡着后再也醒不过来，就经常在卧室里徘徊。他曾多次到医院检查，担心是心脏或呼吸系统出问题了，但做完心肺、肾上腺、甲状腺等检查后并无异常。最后被内科医生转诊到心理卫生科。

该来访者是一位惊恐障碍患者，经系统的药物联合心理治疗而痊愈。

惊恐障碍（panic disorder，PD），又称急性焦虑症，呈发作性，发作间歇期可以没有任何症状。临床表现主要有以下几个方面。

（一）惊恐发作

主要表现为反复出现强烈的惊恐状态，伴濒死感或失控感。患者突然恐惧，犹如"大难临头"或"死亡将至""失去自控能力"的体验，从而尖叫逃跑、躲藏或呼救。这种发作不限于任何特殊的处境，也没有特殊的诱因，所以是不可预测的。其发作来得突然，出现严重的自主神经症状，如呼吸困难、咽部有阻塞感和窒息感、剧烈心跳、胸痛或不适、头晕或晕倒感、呕吐、出汗、面色苍白、颤抖、全身发麻和针刺感等。有些患者软瘫在沙发上，有些患者一发作就惊呼求救，跑到别人的房间里。惊恐发作通常起病急骤，终止也迅速，一般历时 5 ~ 20 分钟，很少超过 1 个小时。发作后除部分感到虚弱无力外，自觉一切如常，但不久又可突然再发。惊恐发作时意识清晰，事后能回忆，借此可与复杂的部分性癫痫的症状相鉴别。

根据症状的出现频率排列，惊恐发作最常见的症状是：心悸、心跳或心率加快、出汗、颤抖或摇晃、气短或憋闷、窒息感或吞咽困难（癔症球）、胸痛或不适、恶心或腹部不适、头晕、站不稳或虚弱感、现实解体或人格解体（感到与自我或环境分离）、失控或发疯感。据估计，约有 40% 胸部疼痛和正常冠状动脉（无心脏胸腔疼痛）的患者达到惊恐障碍的诊断标准；约有40% 的患者莫名的心悸在后来的检查中能够达到惊恐障碍的诊断标准。

（二）预期性焦虑和回避

由于患者在发作时感受到极度的痛苦，故大多数患者担心出现再次发作而忧心忡忡，惴惴不安，也可出现一些自主神经兴奋的症状。约有半数以上的患者怕发作时得不到他人的帮助而主动回避一些活动，如不敢单独出门，不敢到人多热闹的场所，最终发展为场所恐怖症。因而临床又常把惊恐障碍的核心问题归纳为"对惊恐症状的焦虑"或"对惊恐的恐惧"。

三、社交焦虑症

来访者，男性，35 岁，担任某公司的要职，但他感觉自己升迁无望，非常痛苦。原来，他有一种难言之痛：当众发言时就会脸红、心慌、讲话结巴。他为此很少在单位的讨论会上发言。在人多的地方，即使用不着他讲话，也会觉得极不舒服，如坐针毡。有一次，上司询问他是否能在第二天的会上对一个大项目中他负责的部分做介绍。他听到这些，当时就懵了，感到极度紧张，脸涨得通红，舌头打结说不出话来。尽管在事后他表示同意在第二天将详细的工作计划告诉上司，其实此刻他内心真正想的是辞职。

该来访者是一位社交焦虑症患者，后经过心理治疗而痊愈。

社交焦虑症（social anxiety disorder，SAD），又称社交恐惧症（social phobia），是指患者在社交场合与社交操作中出现过分的焦虑、害怕，有一种不能胜任、困惑、尴尬和羞辱的感觉，甚至出现回避的行为。

四、广场恐惧症

来访者，女性，25 岁，在机关工作。每当出现在较多限制的公共场所（如商场、电梯、娱乐场所、飞机等）就会出现恐慌、头晕、心慌、呼吸急促等症状。她害怕控制不了自己的症状，也害怕一旦出现这种情况不能及时得到帮助。最近，如果没有男朋友的陪伴，除了当地的便利店之外，别的地方她都不敢去了。和男朋友约会的时候，她也不去餐馆和电影院。现在，她开始担心自己是否能应付日常的工作。她一直强迫自己投入工作，但跟同事待在一起没多久，她就会担心无法控制自己的情绪，觉得必须马上离开。

该来访者是一位广场恐惧症者，后来经过心理治疗而痊愈。

广场恐惧症（Agoraphobia），又称"旷野恐怖症""幽室恐惧症""聚会恐惧症"等，患者主要表现为不敢进入商店、公共汽车、剧院、教室等公共场所和人群聚集的地方，或者是黑暗空旷的场所，担心忍受不了这种场合下将要产生的极度焦虑，因而回避，甚至根本不敢出门，对配偶和亲属的依赖突出。

焦虑症的隐匿性表现

焦虑症可出现多种躯体症状和体征，会成为躯体疾病的"模仿师"。再者，与西方人不同，中国人更倾向于根据不同环境、"面子"来表现自己，真实情绪在外表往往很难看出来；我们习惯启动否定的机制，焦虑感受一产生就压抑下去，强撑着自己如同什么事儿也没有发生一样；我们崇尚和谐与中庸，所以在矛盾出现的时候，往往以为息事宁人更好。这样的文化传统也就构筑了中国特色的焦虑症表现：许多焦虑症患者并不直接向医生报告自己存在情绪上的问题，而是不断述说躯体方面的不适。

有研究表明，有 70% 的惊恐障碍患者在最终确诊前平均看过 10 个内科医师。因此，早期识别焦虑症的隐匿性表现需得到广大医护工作者的重视。

从焦虑症的临床上看，其常见的躯体症状在各个系统和脏器均有表现，如：

（1）心脏方面的表现：心跳加快、心律失常、心慌心悸、心前区沉闷感。

（2）血管方面的表现：颜面和肢端苍白、潮红、手足湿冷、血压升高。

（3）肌肉方面的表现：腿膝颤抖发软、坐立不安、关节疼痛、四肢发麻。

（4）呼吸道方面的表现：过度换气、气道缩窄感、气短和窒息感。

（5）胃肠道方面的表现：咽喉梗阻感、吞咽困难、呃逆、呕吐、胃痛、腹胀、腹泻。

（6）自主神经方面的表现：出汗、瞳孔扩大、尿频。

（7）中枢神经方面的表现：眩晕、眼花、视物模糊、视力受损如复视、头痛、失眠、注意力不能集中、疲劳、虚弱、不真实感。

总之，隐匿性焦虑症患者常见的主诉是浑身有说不清楚的难受，而且症状繁多，可涉及呼吸、消化、心血管、泌尿生殖、肌肉骨骼及中枢神经等系统，往往会被误诊为各种花样繁多的疾病，而给予一般性的内科治疗。但由于治标未治本，收效甚微。

根据临床上所见，焦虑症容易被误诊为以下疾病。

一、"慢性胃炎"

由于许多焦虑症患者因上腹部不适、消化不良症状而就诊，做胃镜检查绝大部分都会存在浅表性胃炎的表现（迄今为止，在所有接受胃镜检查者当中，作者还没有见过一例胃镜检查后写着"未见异常"的结论报告）。所以，这类焦虑症患者在接受心理卫生科治疗之前往往有一段或长或短的"胃病治疗"史。许多焦虑症患者在按"胃炎"反复治疗无效后，焦虑症状日益明显时，才发现误诊误治。下面这位来访者的情况正是如此。

王女士，45岁，因"上腹部不适伴纳差、嗳气、返酸1年余"就诊。自其母亲1年前死于胃癌之后，王女士整日担心自己将来也会得胃癌。近1年来，她到处求医于各家医院，西药、中药都试过，疗效就是不明显，且就诊医院的所有相关检查均在正常范围，唯一异常的表现是胃镜检查所示：浅表性胃炎。后来医生又加用口服药"谷维素、黛力新"，并明确告知病人不是胃癌，但症状仍然无明显改善。后转诊至心理卫生科，诊断为"焦虑症"，经过规范的抗焦虑药物联合心理治疗后，其症状有改善。

二、"心脏病"

有些焦虑症患者以突然感到心悸、呼吸困难、头晕乏力，伴有紧张、恐惧、濒死感的表现，且于静息状态或夜间发生，故常被误诊为"不稳定心绞痛"。以发作性心悸为主要症状，就诊者常被误诊为"器质性心脏疾病"。下面这位来访者的情况正是如此。

男性，36岁，搓麻将时突发胸闷气短、心慌、双手无力和发麻，本人事后描述"难受得不得了""简直要死去"。牌友赶紧将其送至医院急诊科，做了相关身体检查（如心电图、胸片、化验等），除心率过速之外无任何异常，输液后，其症状缓解。一个月内发作两次，本人非常担心病情，反复到呼吸科、心血管科就诊，相关体检及辅助检查无任何异常。内科医生转介其到精神卫生科就诊。开始患者不能接受这是"心理问题"，觉得自己身体真的是很难受，怎么会是心理作用呢，肯定是有其他什么毛病还没查出来，所以随时有危险。经早期给予其小剂量抗焦虑药物加心理治疗两个月后，病情好转明显。

三、"眩晕症""脑供血不足"

许多焦虑症患者由于过度通气而出现头晕、害怕晕倒等症状而就诊，这种情况很容易被诊断为各式各样的"眩晕症""脑供血不足"。下面这位来访者的情况正是如此。

张女士，48岁，工程师。因"反复眩晕、四肢麻木伴胸闷3个月余"就诊。病人自觉最近3个月以来，出现头晕、心神不宁、坐立不安、容易烦躁等症状。经心血管内科、神经内科等检查未见异常。但病人自觉眩晕、乏力、胸闷、气喘。先后被诊断为"眩晕症""脑供血不足"，予以晕海宁、脑心通等药物治疗，但疗效不佳。后转到心理卫生科就诊，诊断为"焦虑症"（惊恐发作），经过抗焦虑药物及心理治疗，其症状改善。

四、"血管性头痛""颈椎病"

许多焦虑症患者常因头胀痛、重痛、紧缩感、颈部胀痛而无法正常进行工作和学习而到处就诊，头部检查未见明显异常，有时颈椎 X 片显示存在颈椎病。他们就会认定自己患有"血管性头痛""颈椎病"，但去内科治疗，许多时候效果欠佳。下面这位来访者的情况正是如此。

陈女士，22 岁，大二学生，因反复头痛而无法坚持学习，尤其是近 1 个月来，一旦上课，头痛就会发作，就诊于多家大医院，但疗效不佳。后被转诊至心理卫生科，诊断为"焦虑性头痛"，经过心理治疗而痊愈。

五、"哮喘"

许多焦虑症患者存在呼吸异常，惊恐发作者更是出现"呼吸困难"，类似"哮喘"，容易被误诊。下面这位来访者的情况正是如此。

虞女士，43 岁。因反复发作呼吸急促、胸闷 20 年，一直在当地医院就诊，被诊断为"哮喘"。每次发作时使用气雾剂可缓解，但事实上从临床症状以及肺部听诊、肺功能、发作诱因等来看，都不支持哮喘的诊断。后被呼吸科医生转介来精神卫生科就诊，给予其药物治疗加心理治疗 6 周后，已经停用哮喘药，其症状无再发作。

六、"慢性咽炎"

许多焦虑症患者存在咽部不适，感觉咽部有堵塞感，吞之不下，咳之又无物（俗称"梅核气"）。五官科检查后提示有咽炎，但相应治疗又往往无效。极端的表现有如下面这位来访者。

蒋女士，26 岁，某次吃饭时突然觉得食物掉进气管或肺部而出现胸闷、心慌、喉咙异物感、肢体发麻，导致内心非常害怕，有要死去的感觉，30 分钟后症状渐渐缓解，去医院做支气管镜、胃镜、胸片等检查均无异常。之后几天，胆子变小，害怕一个人待着，害怕再发作，常常感到背部发烫，嗓子里唾液明显增多，不敢离开医院，因此留院观察。急诊科医生建议她到精神卫生科就诊，后来经心理治疗两周后，其焦虑症状明显改善。

七、"发痧"

发痧是一个有中国特色的名词，是文化学上的概念。据临床所见，这类人群很多属于急性焦虑发作。下面这位来访者的情况正是如此。

谢女士，40岁，3年来反复出现呼吸困难、头晕、恶心想吐、乏力，患者自称老是"发痧"，三天两头服用藿香正气水、十滴水之类的药物，还经常刮痧，身体上瘀斑不少。因为这个问题，她苦恼万分，正常生活受到影响。后经人介绍来精神卫生科就诊，给予其药物治疗结合心理治疗4周后，不"发痧"了。

八、"更年期综合征"

中年妇女，尤其是在绝经前后，出现焦虑、烦躁、易发脾气及自主神经功能紊乱症状，如多汗、口干等，容易被诊断为"更年期综合征"。下面这位来访者的情况正是如此。

田女士，52岁，因失眠、心烦6年求治。6年前月经开始紊乱，出现失眠、心烦、潮热等症状，以为是"更年期综合征"，未予重视。两年前月经停止，但症状并没有好转，似乎更加严重了，并出现多疑、多虑、精神紧张、坐立不安、多尿、神情恍惚，后被家人带至心理卫生科就诊，被诊断为"广泛性焦虑障碍"。经过系统治疗后痊愈。

九、"慢性前列腺炎"

有研究表明，慢性前列腺炎患者中一半以上存在明显的精神心理因素和人格特征改变，如焦虑、压抑、疑病症、癔病，甚至自杀倾向。这些精神、心理因素的变化可引起自主神经功能紊乱，造成后尿道神经肌肉功能失调，导致骨盆区域疼痛及排尿功能失调；或引起下丘脑－垂体－性腺轴功能变化，影响性功能，而消除精神紧张可使症状缓解或痊愈。

据临床所见，无论是青年男性患者，还是中老年男性患者，由于尿液次数较多，极易把焦虑问题误诊为"慢性前列腺炎"，应注意鉴别。下面这位来访者的情况正是如此。

唐先生，24岁，因尿频5年求治。5年前因过度手淫而出现尿频、尿急、尿不净等症状，到医院检查后发现患有前列腺炎，白细胞＋。泌尿科给予其药物治疗后，效果欠佳。近1年来症状加重，并自觉脑功能下降，头部有重压感，伴有恶心、干呕、身体虚弱、失眠、紧张，后转诊至心理卫生科，被诊断为"焦虑症"，经正念治疗而痊愈。

十、其他

作者在临床实践过程中观察到，人们常称之为"体弱""体虚""阴虚""肾虚""亚健康""神经官能症"或"神经衰弱"者往往与焦虑有关。下面这位来访者的情况正是如此。

李女士，50岁，1年来总是感觉很累，觉得手脚没力气，家务活做不起来，除心理科之外，医院的科室差不多都看遍了。她在养生节目里听了一些中医课，也在一些中医医师那里就诊过，认定自己是肾虚，服过的中药有数十公斤之多；她还怀疑自己身上可能有什么毛病没查出来，对内科医生建议她来看心理科很是不解和不满。心理医生了解她的病史后发现她的"累"是跟文化因素导致的健康焦虑（疑病）有关。

总之，焦虑症患者被误诊为其他疾病的现象在临床上比比皆是，在此不一一列举。如果患者存在如下的特征，就有必要到心理卫生科咨询，看看有无焦虑症的可能：

- 患者有明显的病痛体验，即患者被疾病折磨得"死去活来"；
- 客观的医学检查往往查不出明显的异常；
- 部分内科医生认为患者没病，或者病情不重。

焦虑症常常与其他疾病共病

一、焦虑症与其他精神障碍共病

研究表明，焦虑症的共病率很高，可以同时共病一种或几种精神障碍。全美共病调查（National Comorbidity Survey, NCS）表明，3/4 的焦虑症患者在一生中至少会共病一种其他精神障碍。其中惊恐障碍的共病率为 92.2%，广泛性焦虑症的共病率为 91.3%。

焦虑症与情感障碍两者往往相互共病，尤其是惊恐障碍、广泛性焦虑症，与情感障碍有更大的相关性。国外观点认为，广泛性焦虑症通常不是单一性疾病，而是以共患形式出现。其中广泛性焦虑症共患单相抑郁症最常见（67%），其次为心境恶劣（39.5%），共患双相障碍为 17%。临床研究显示，焦虑和抑郁共病与单纯焦虑或抑郁障碍相比具有症状更重、病情慢性化、社会功能损害重、自杀率高和预后差等特征。

黄建军等对 127 例符合 DSM–Ⅳ轴Ⅰ焦虑障碍的患者进行了 DSM–Ⅳ轴Ⅱ人格障碍的诊断评估，并进行汉密尔顿焦虑量表（HAMA）、汉密尔顿抑郁量表（HAMD）、疾病严重程度（CGI-SI）、社会功能缺陷（SDSS）等评定。结果发现，焦虑障碍与人格障碍的共病率为 73.2%；共病者焦虑障碍的发病年龄更早，焦虑障碍病程更长，疾病更加严重，其焦虑、抑郁水平更高，社会功能更差。

二、焦虑症与躯体疾病共病

同样，躯体疾病与焦虑症的共病率也很高。Culpepper 在控制性别、共患物质滥用、依赖和重性抑郁后，发现广泛性焦虑症或惊恐障碍患者比无焦虑个体的内科疾病发生率高，其中偏头痛、胃肠疾病、心脏病和呼吸障碍的发生率特别高。

在心血管内科共病方面：据国内心血管内科门诊调查，高血压伴有焦虑的发病率大约为 38.5%，而正常人群中有 5% 患者出现急、慢性焦虑症。尽管国内外报道不同，但是从总体上讲，高血压伴发焦虑的发病率高于正常人群。Kayono 等研究表明，焦虑症与夜间和清晨高血压有关，并且可能是发生心血管事件的一个危险因素。Harter 等发现，有 20% 的心脏病男性患广泛性焦虑障碍（GAD），其中有 62% 是先发 GAD，后患心脏病。出现这种情况的可能原因是：GAD 患者相信自己的心功能弱，易患心脏病，他们反复关注自己的心脏，尤其是静止时或入睡前的心脏生理变化，并将之错误地解释为心律失常，从而产生恐惧。因为锻炼会引起心悸，故 GAD 患者避免锻炼，而长期不锻炼导致心脏的储备力不足，就真的易患心脏病了。另有学者推测，焦虑影响心脏功能的一个可能机制是，焦虑个体的心率变化降低了，进而引起心律不齐。

在神经内科共病方面：偏头痛是焦虑症常见的共病类型。GAD 患者容易把疼痛看作不确定性、不可预测性和不可控制性，导致对疼痛的敏感性增加或感觉增强。有人分析了美国国家样本资料（3032 例成人，25~74 岁），发现关节炎、偏头痛或背痛者比无疼痛者的 GAD 发生率高。国内有研究发现，帕金森病（PD）患者伴抑郁和焦虑的发生率较高。其中 PD 组中抑郁的发生率（19.4%）明显高于正常对照组（5.7%）；焦虑的发生率（30.4%）明显高于正常对照组（14.3%）；抑郁和焦虑共病的发生率（15.8%）也明显高于正常对照组（5.7%）。

在胃肠疾病共病方面：①消化性溃疡。焦虑症患者容易因焦虑激活交感神经，释放去甲肾上腺素，激活 α1 受体，收缩血管，引起胃黏膜缺血、胃蠕动减慢，刺激 G 细胞分泌胃酸，久而久之就会引起消化性溃疡。美国成人共病调查资料表明，GAD 者比无 GAD 者的消化性溃疡差异比为 4.5：1，在社会人口学特征、躯体疾病和共患精神障碍后，GAD 者的消化道溃疡率是无GAD 者的 2.8 倍。②肠易激综合征。肠易激综合征是一种以腹痛、腹胀或腹部不适及大便习惯改变为特征的慢性功能性肠道疾病，GAD 患者因交感神经兴奋引起腹胀、便秘。当交感神经持续兴奋功能暂时衰退时，副交感神经兴奋，从而引起腹痛、排气和腹泻，等交感神经功能恢复时再度兴奋，如此交替发作。故 GAD 患者的肠易激综合征频度较高。

在呼吸系统疾病共病方面：焦虑可促进组织胺和其他引起变态反应的物质释放，引起或加重哮喘，反复哮喘会导致肺气肿，这可解释焦虑症患者比无焦虑症患者的哮喘率和慢性阻塞性肺疾病（COPD，包括支气管炎、肺气肿和肺心病）发生率高。而 COPD 和缺氧体验又引发焦虑，故 COPD 患者的GAD 患病率比常人高（10% ~ 16%）。

此外，内分泌系统疾病与焦虑症的共病率亦很高。如张家美等发现，糖尿病与抑郁、焦虑具有很高的相关性。糖尿病组有 46.24% 的患者伴发焦虑，明显高于健康对照组（10.39%）。

焦虑症具有一定的易病素质和人格类型

焦虑症隶属于神经症范畴，具有一定的易病素质和人格类型。

研究表明，神经症常见于情绪不稳定和内向型人格者。一般认为，神经症患者不一定有人格障碍，但是人格障碍的存在为神经症的发生和发展提供了一个有利的条件。一方面，内倾而高度情绪化的人在素质上易患情绪恶劣的神经症，如焦虑症、强迫症、恐惧症等，外倾而高度情绪化的人在素质上易患癔症、精神病态性的障碍或犯罪。这说明人格与神经症不仅有关，而且有特殊的关系。丁毅华等曾通过对 1020 例 6 种神经症 MMPI（明尼苏达多相个性调查表）测查资料进行的分析表明，神经症的基本人格倾向为神经质人格，如自我中心、过分要求、胆小依赖、天真幼稚、敏感多疑、情绪抑郁等。

著名心理学家阿德勒认为自卑是神经症的根源，这是对人性的一种深刻理解。巴甫洛研究报道，具有软弱型或强而不均衡型人格特征的人易患神经症。艾森克等发现，办事严肃、个性古板、焦虑、多愁善感、悲观、敏感、保守、孤僻人格的人易患神经症。

根据森田疗法的理论，具有神经质性格特征的人容易出现焦虑。他们往往比较内向、内省、理智，追求完美，好听赞扬声，总认为事事应比别人强；非常敏感，爱担心，情感抑制性强；好强、上进、认真，容易产生内心冲突；执着、固执、任性；智力较好，多为聪明、能干，但总认为不满足，还应表现得更好。

我们临床观察发现，焦虑容易发生在具有下面几种人格特质的人身上。

一、完美主义倾向

从积极心理学的角度说，所谓的完美主义就是在内心深处对失败的功能性恐惧。有完美主义倾向的人往往活得比较累，跟他们交往也是比较累。他们更关注结果，他们的理想人生就应该是一个个美好的结果堆砌而成的。他们的人生只有两个选项：优秀至极或垃圾透顶。这类人由于不是出于自愿的愿望和爱好，而迫使自己抓紧努力，"应该／必须""不得不""完全""彻头彻尾""总是""绝对"等词语是他们的口头禅，所以难以容忍失败，很容易患上焦虑症。下面这位来访者即是如此。

来访者，男性，28 岁，是一名工程师，他来咨询前每天焦虑、紧张，心情无法平静，反复地思考某件事情。日子过得像热锅上的蚂蚁，煎熬难耐。自述自幼父母对自己要求较高，而自己也从小就树立了远大的理想，小学、初中时学习成绩一直保持在班级中的前 3 名。在高中阶段，由于学习强度大，竞争激烈，难以每次都达到预定的目标，有几次考试还排在班级里的中下等水平，自此感觉在心理上发生了变化，一直持续到现在。期间曾多次寻求治疗，被诊断为"焦虑症""强迫症"，也曾多次服药治疗，但症状时好时坏，未能彻底解决。

在第一次咨询的时候，在详细了解来访者的各种症状和诊疗经历后，治疗师问他："你能做一个自我评价吗？"来访者不假思索地回答："我的成长深受我父母的影响，他们是典型的农民形象：朴实、善良、勤劳、望子成龙。我是一个追求完美的人，无论日常生活还是工作，我都力求做到最好。如今，在父母心中我是一个好儿子，因为我孝顺；在朋友心中我是一个好朋友，因为仗义；在同事中我是一个好同事，因为友善；在妻子眼中，我是一个好丈夫，因为我体贴。我很欣慰，因为我感觉我做到了，而且这也是我的追求。"

二、过度需求他人认可的倾向

不可否认，任何人都需要赞扬和肯定。然而，焦虑症患者往往对他人的认可有过度的需求。这种需求往往起源于内在的缺陷或无价值感。这会导致一种错误的认知，即"我实际上是一个不受欢迎的人——如果人们看到我真实的样子，他们是不会接受我的"。这类人不断地寻求来自他人的肯定。为了能让大多数人满意，他们会非常顺从于他人的期望，以致经常忽视 / 压抑自身的需求和感受。对这类人来说，拒绝他人的要求和说"不"是非常困难的。

心理学知识告诉我们，长期的牺牲自己而去迁就、取悦他人的后果——由于未考虑自己的基本需求而悄悄滋生出巨大的挫折感和憎恨感，就会在潜意识中为许多慢性焦虑和紧张打下基础。如果具有下面这些信念中的 3 条，你就可能存在过度需求他人认可的倾向了。

- 如果对我来说很重要的某人期望我做到某事，我就应该做到；
- 我不应该发脾气或者做出让人不愉快的举止；
- 我不应该做任何可能让别人生气的事；
- 我应该让我爱的人高兴；
- 如果我在乎的人为我而感到心烦意乱，这通常是因为我的错；
- 我的自尊来源于帮助别人解决他们遇到的问题；
- 在照顾别人时我常常承担过多的不属于自己的责任；
- 如果有必要的话，我会放弃自己的利益和需求来维系我与对我重要的人的关系；
- 捐赠是让我对自己满意的一条重要的途径；
- 害怕他人生气严重地影响着我的言行。

三、过度的控制欲倾向

过度的控制欲意味着你希望生活中的每一件事都是可以预知的。这样会使你对生活中的点点滴滴都充满警惕和强求。这种状况往往来源于创伤经历。他们常常在受过"被引诱""被背叛""被利用""被羞辱"等创伤之后，表现出如下态度：

- 我要控制你；
- 我是对的，你是错的；
- 我是很特别的，跟人家都不同；
- 我必须保持万分谨慎，绝不能再被利用。

这类人往往难以"信任他人"，也不知"顺其自然"是何物，"如果""万一"是他们的口头禅。由于长期处于"战或逃"的应激状态，所以微小的刺激都可能会诱发出严重的焦虑反应。下面这位来访者即是如此。

来访者，男性，28岁，因容易紧张求治。他说自己没有安全感。例如，总希望女朋友无论做什么事都要让他知道；希望她什么事都要按照他的意愿去做，只要她不按照他的意愿去做，心里就会很不舒服；如果打电话给她而未接，他就会不断地打过去，并忍不住想象一些荒唐的内容，甚至跑到她的单位去找她；看到她接了男性朋友的电话，他心里就会不舒服；总想每天都能和她待在一起。在女朋友出差期间，每天都会给她打长达一个小时的电话，不断询问她在干什么。他自己也知道这样不妥，但就是控制不住。

生活因素是焦虑的重要病因

现代研究表明，下面这些生活因素是焦虑的重要病因。

一、家庭环境和父母教养方式

不良的家庭环境和教养方式易使子女形成难以适应社会的人格特征，为神经症的产生提供了病前的人格基础。研究表明，家庭环境的低亲密性反映出家庭成员之间缺少相互承诺、帮助和支持；如果处于这种家庭中，就很容易使人感到无助、孤独、不安全，严重的可能产生恐惧；这种环境形成一种不良的慢性应激，容易引起不必要的紧张、焦虑。高矛盾性的家庭容易使家庭成员之间相互攻击、矛盾重重，长时期处于紧张和焦虑之中，提示矛盾性的家庭环境与焦虑性障碍有关。

父母的养育是通过家庭成员间的交往为儿童的心理、社会发展提供最初的群体生活，通过家庭游戏和家庭日常生活教授儿童社会行为规范，使儿童感受到父母情感上的支持，父母自身的行为和对待儿童的方式，对儿童的心理成长起着不可替代的作用。父母不当的教养方式为焦虑症的产生提供了病前人格基础，是子女患焦虑症的危险因素之一。

有研究显示，父母的情感温暖和理解与子女焦虑水平有极其显著的负相关，父母的惩罚严厉、拒绝和否认与子女焦虑有显著的正相关。国外也有类似的报道：一方面，由于对子女过分保护、溺爱，父母容易限制其适应社会的机会，使子女得不到成长中应有的锻炼，助长了子女对父母的依恋和对陌生环境的适应困难，当他们面对和处理生活中一些常见问题时，容易紧张和焦虑；另一方面，有些父母认为对子女严格要求好，但对子女期望过高，在子女学习、兴趣、交友等方面过分追求完美，这都会使子女产生自卑感、无价值感和无能力感，丧失对生活的信心，或以一种防御的形式去过度追求自尊而容易产生焦虑。Parker（1983）研究发现，与孩子焦虑关系最密切的父母养育方式是高保护和低关怀相结合，他把这种父母养育方式叫作"没有爱的控制"。

二、应激性生活事件及负性生活事件

在 20 世纪 70 年代，有研究表明，应激性生活事件与情绪和心理障碍的发生有着密切的关系。"威胁性"事件与焦虑的发生有关，事件安全感的提高则有利于缓解焦虑。曹青通过多元逐步回归分析发现，工作压力、人际关系是对焦虑影响较明显的因素。在生活事件中，这两者与焦虑症的预测作用较大。有研究结果显示，慢性焦虑症患者较正常人有更多的负性事件，而在患者的防御方式中，不成熟防御方式的潜意识显现、抱怨、幻想、躯体化得分较高；而中间型防御方式的解除、制止、消耗倾向、回避得分高于对照组，伴无能、隔离、否认、期望得分低于对照组。过多的负性应激事件是患者外在的促发因素，它是引起患者神经症性心理冲突，进而导致慢性焦虑障碍发生的重要因素之一，而长期过度使用不成熟防御方式和不恰当使用中间型防御方式，容易产生焦虑、躯体不适等神经性症状。

有学者研究发现，抑郁组、焦虑组、共病组的负性生活事件频度及生活

事件总频度得分均高于正常对照组，而三组患者之间负性生活事件得分比较无显著差异。他们认为抑郁、焦虑和焦虑抑郁障碍共病有着很多相似之处，都与生活事件有着密切的相关性。赵龚等认为，家庭和经济状况、择业和就业因素是研究生产生焦虑的最主要原因，校园和学业环境、个体内在因素、交往和人际关系是引起研究生焦虑的重要因素。

三、社会支持系统

社会支持是精神医学中使用较多的一个概念，它不仅与疾病的诊断和评估有关，更主要与疗效、预后和回归社会有密切联系。越来越多的证据表明，焦虑性障碍患者或多或少缺乏社会支持。这些患者的部分症状就是患病个体适应应激事件不良的具体表现。心理应激不应简单地归为单纯的应激，它们受到包括社会支持在内的许多中介因素的影响。社会支持就像一个相互交融的网络，而频繁的社会交往和乐观通达的精神状态是获取社会资源的基础和前提。抑郁症和焦虑症患者由于社会功能缺陷、社会活动频度减少和受限，加之对生活缺乏自信以及沮丧情绪，这些都妨碍其主观和客观上索取社会支持和社会关系的资源。

一项针对 67 例抑郁症和焦虑症患者的社会支持状态评分结果显示，抑郁症和焦虑症患者的社会支持总分、客观支持分、主观支持分和对支持的利用度评分均明显低于对照组。这表明：此类患者发病与其社会支持得分偏低密切相关。

焦虑症不能靠休息、做思想工作去解决

• 医生，我带他去旅游、散心对治疗焦虑症有帮助吗？

• 他整天闷在家里，若出去跟朋友聊天散心就没事了；

• 医生，用不着吃药，心理治疗又那么复杂，他爸很会做思想工作，让他爸跟他谈谈就没事了；

• 医生，我在马路上从事拖车工作，万一晕倒就麻烦了，给我开张病假条吧；

• 鼓起勇气，振作起来，有什么好怕的；

• 叫你别多想，还要想，有什么好想的啊；

……

只要你在心理卫生科工作过，就会从焦虑症患者及其家属口中听到这些话。

其实，焦虑症患者的发病尽管可能是由很多现实的诱因引起的，如工作压力大、学习负担过重、作业困难、急性精神刺激等，但这只是诱因而已。

有心理卫生科工作经验的人都知道，用休息、做思想工作 / "讲道理"的方法，在许多时候是解决不了焦虑问题的。一方面，焦虑症患者内心基本上明白自己的担忧是多余的，但就是控制不住，他们经常处于自我对话或自我斗争的状态，所以他们的口头禅往往是，"医生，道理我都懂，可就是做不到"；另一方面，许多焦虑症患者的发病与其潜意识处理不了压力有关。如果不去积极处理人生中的压力，而选择休息、请假等方式，那么就可能会助长焦虑症患者的继发性获益行为——利用症状操纵或影响他人，从而得到实际利益，导致疾病久治难愈。换句话说就是，焦虑症状的持续存在和久治不愈，是由于来访者对未满足需求的一种顽固的、不适宜的"创造性调整"。

因此，焦虑症不能靠休息、做思想工作去解决，而需要医院专科人员对其进行规范的用药或 / 和心理干预。

焦虑症的治疗应以心理治疗为主、药物治疗为辅

2017-03-11

李女士 11:56:05

包医生，我患社交焦虑症都 5 年了，这段时间症状很频繁发生且严重，我已经每天服用帕罗西汀 2 片了，怎么还是这个样子？苦恼，求帮助。

临海.台州医院.心理科 11:56:53

那就把我交代你练习的正念练习——《与自己和解》中第 90~114 页的内容好好做，然后预约时间，定期做心理治疗。

李女士 19:10:02

《与自己和解》一书中神经症的临床表现和我的症状极其相似，难道真要修禅了？

临海.台州医院.心理科 19:10:43

这是心理治疗方法，不是迷信和宗教。

李女士 19:13:22

嗯嗯，我知道，有时心底真有远离红尘的念头，只是放不下。

李女士 19:23:14

观呼吸训练写得很好，静静的也能放松，可是到实际场景就作用细微。

临海.台州医院.心理科 19:23:46

不需要远离红尘，只要把正念的理念融入生活即可！

李女士 19:24:16

好的。

临海.台州医院.心理科 19:24:36

你练习 2~3 周来复诊。

李女士 19:34:22

我主要是把面子看得太重了，这阵子大家都觉察到我很容易脸红，这让我很难为情，以至于和我说话都不敢看我，或是笑笑，我很难受。有时远远看见就开始脸通红，跟以前比，似乎也就这样，无所谓了，反正也伪装不了的。

李女士 19:40:45

假如说我一见你就脸涨红，你会是什么反应，你心里会怎么想，我想知道别人到底会怎么想？

临海.台州医院.心理科 19:41:25

我没有意见，也不会管别人脸是否发红。既然伪装不了，干脆好好地红给别人看看吧。现在能说的是：把交代的练习好好做，与红的感觉相处，少讲道理，多实践。

李女士 19:41:59

哦。

2017-03-15

李女士 16:34:23

包医生，你书中写的正念方法还真管用。灰色日子终于结束，在按照你书中的要求练习后，这几天症状明显轻了好多，心情也好多了，开朗许多，能在别人面前说话了，只是一回到家中，就显得有些乏力，打哈欠，但是我也高兴，毕竟症状好很多了，也学会与脸红相处了。

......

这些对话内容节选自一位社交焦虑症患者与作者的 QQ 聊天记录。经过数月的系统心理治疗，她不仅摆脱药物，也与自己的脸红和平相处了。

焦虑症就是一种精神痛苦，对患者的社会功能和社会适应性损害较为严重，不当的治疗会引起其他严重的情绪障碍和躯体损害。所以，如何对焦虑症进行有效的治疗，也就成了医患双方共同关注的重点。

目前，治疗焦虑症的方法主要有药物治疗和心理治疗两个方面。焦虑症的药物治疗主要基于焦虑症可能存在的某些生化及病理变化。半个世纪以来的临床实践也确实见证了药物治疗的临床疗效。例如，帕罗西汀、西酞普兰、文拉法辛等药物治疗焦虑症的疗效确切。但是，精神卫生科的临床经验告诉我们，抗抑郁和抗焦虑药物不像抗生素治愈细菌感染那样彻底，它们并没有"根治"问题。这样，即使最有效的药物，都远远不是解决情绪健康问题的理想方法。此外，我们临床发现，有相当部分神经症病人往往回避自己的心理事实和客观现实，迷信药物，到处求医问药。即使疗效不显著，却持有"吃药总比不吃好"或"没有别的办法了"的错误想法；也有一部分患者嫌心理治疗麻烦，不愿去自我探索和尝试新的选择，而药物治疗显得更加"简便轻松"；这样不仅造成医疗资源的大量浪费，也会对身体造成危害。因此，有些心理治疗者反对给患者用药，不无道理。

在心理治疗方面，认知疗法、行为疗法、森田疗法、正念疗法以及其他心理疗法（如认知领悟疗法、内隐脱敏训练、焦点解决短期心理治疗及社会相关疗法等）在焦虑症的治疗中发挥着重要的作用。但是，我们也要看到，心理治疗往往针对的是轻、中度患者，当症状严重或心理干预不管用时，应考虑先使用药物来控制临床症状。当然，也可在急性发病期联合应用药物治疗和心理治疗，这样可以加强治疗效果，等症状缓解后再采用一种治疗方式维持治疗。

对于药物治疗与心理治疗的关系，我们认为，以心理治疗为主，配合适当的药物，比较符合大多数焦虑症患者的情况。药物治疗与心理治疗两种方法在焦虑症治疗中的作用可以用学游泳的过程来比喻。药物就像游泳圈，只要套在身上就容易浮在水面而不下沉，能为学习游泳者提供方便。换句话说，药物可以缩短心理治疗的疗程，尤其是可使初期的心理治疗变得容易一些。而心理治疗就像学习游泳，如果不学，只要拿掉游泳圈就可能下沉。如果积极进行心理治疗，使病人逐渐掌握精神卫生之道，主动去改善自己的精神状态，就可以适时丢掉药物这个"游泳圈"。

业已证明，对焦虑症患者进行心理治疗至少具有以下几个方面的价值和意义：

　　• 减轻和缓解患者的焦虑情绪和躯体症状；

　　• 增进患者在治疗过程中的依从性，能坚持长期、系统的治疗；

　　• 取代抗焦虑药物；

　　• 矫正由焦虑引起的各种不良社会性后果，如婚姻家庭问题、职业退缩、社交回避等；

　　• 最大限度地恢复患者的心理社会功能和职业功能。

第三章
焦虑症的检查评估与诊断

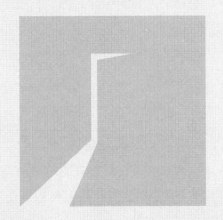

人类的理智，无法了解真正的教诲。可是如果你感到疑惑，而且觉得无法了解，那你可以与我快乐地讨论其中的事情。

——瑜伽大师《倡导家》

来访者，女性，23岁，因紧张、失眠、大便次数增多1年求治。在当地医院神经内科、消化内科就诊，被诊断为"神经症""功能性胃肠病"等，予以药物对症治疗，效果欠佳。近1个月来症状加重，并出现心慌、烦躁、脾气大等症状。后被朋友建议到心理卫生科就诊。

心理评估显示，来访者存在重度焦虑症状。医生建议其进行血生化、血常规、甲状腺功能等血液学检查，以及脑电图检查。来访者及家属表示拒绝，说内科医生全部检查过了（当时的确是正常的），现在只想开些药物治疗，帮助其解决焦虑问题。在医生的坚持之下，他们同意进行血常规、小套的生化和甲状腺功能检查。检查结果显示，来访者存在甲状腺功能亢进，遂建议转内分泌科治疗，家属表示感谢。

焦虑的你是否也是如此呢？就我们临床所见，许多焦虑症患者往往如此，他们的口头禅往往是："医生，我平常身体很好，不用检查。"

对于这类焦虑症患者，医生的耐心和经验往往会受到考验。一般地说，焦虑症患者需要进行情绪状况、人格特点、其他疾病及用药状况的检查与评估。

情绪状况和人格特点的检查与评估

不管焦虑的原因是什么，对处于焦虑状态的来访者，首先需要对情绪状况和人格特点进行检查与评估。常采用下面几份问卷进行调查。

一、简易焦虑症状筛查问卷

许多焦虑症患者只向医师诉说躯体症状，有些患者甚至故意隐藏情绪症状，导致焦虑症被大量漏诊和误诊，这种情况在基层医院和综合性医院内科如神经内科、消化内科、心血管内科、内分泌科、中医科等很常见。为了提高焦虑症的早期识别率，国外一些学者针对基层医师工作特点，专门编制了简易筛选问卷。读者朋友可参考下表进行自我评估。

简易焦虑症状筛查问卷

步骤*	项目
第一部分	1. 你有无一直紧张 2. 你有无担心很多 3. 你有无易激惹、激动 4. 你有无放松困难
第二部分	5. 你有无睡眠变差 6. 你有无头痛、颈部疼痛 7. 你有无下列表现：颤抖、刺痛感、晕眩、多汗、尿频、腹泻

* 第一部分回答"是"达到 2 个，继续第二部分问题

简易筛选问卷各项回答"是"评分为 1 分。如果焦虑筛查评分达到 5 分或以上者，则存在焦虑症状的可能性极大。对筛查呈阳性的患者就需要及时转诊至精神卫生科或心理科做进一步检查，以明确是否为焦虑症。

二、宗氏焦虑自评量表（SAS）

（一）量表简介

Zung 焦虑自评量表（self-rating anxiety scale, SAS）由 Willim W.K. Zung 于 1971 年编制，常用于测量焦虑状态的轻重程度及其在治疗过程中变化情况的心理量表，但不能用于诊断。该量表由被试者根据自己过去一周内的情况，对出现各项症状的频度进行自我评定。

（二）评定项目和标准

SAS 量表含有 20 个项目。项目内容和引出的症状如下（括号中为症状名称部分，* 为反向评分题）。

1. 我觉得比平常容易紧张和着急（焦虑）。

2. 我无缘无故地感到害怕（害怕）。

3. 我容易心里烦乱或觉得惊恐（惊恐）。

4. 我觉得我可能将要发疯（发疯感）。

*5. 我觉得一切都很好，也不会发生什么不幸（不幸预感）。

6. 我手脚发抖、打颤（手足颤抖）。

7. 我因为头痛、颈部痛和背痛而苦恼（躯体疼痛）。

8. 我感觉心理容易衰弱和疲乏（乏力）。

*9. 我觉得心平气和，并且容易安静坐着（静坐不能）。

10. 我觉得心跳很快（心悸）。

11. 我因为一阵阵头晕而苦恼（头昏）。

12. 我有晕倒发作或觉得要晕倒似的（晕厥感）。

*13. 我呼气与吸气都觉得很容易（呼吸困难）。

14. 我手脚麻木和刺痛（手足刺痛）。

15. 我因为胃痛和消化不良而苦恼（胃痛或消化不良）。

16. 我常常要小便（尿意、频数）。

*17. 我的手通常是干燥且温暖的（多汗）。

18. 我脸红发热（面部潮红）。

*19. 我容易入睡并且一夜睡得很好（睡眠障碍）。

20. 我做噩梦（噩梦）。

SAS 采用 4 级评分，主要评定症状出现的频度，其标准为：①没有或很少时间；②少部分时间；③相当多时间；④绝大部分时间或全部时间。20 个条目中有 l5 项是用负性词陈述的，按上述 l~4 顺序评分。其余 5 项（第 5，9，13，17，19）注 * 号者，是用正性词陈述的，按 4~1 顺序反向计分。

SAS 的主要统计指标为总分。在自评结束后，将 20 个项目的各个得分相加，即得粗分；用粗分乘以 1.25 以后取整数部分，就得到标准分。

参照中国常模结果，SAS 总粗分的正常上限为 65 分，标准总分为 50 分。其中标准分在 50 ～ 59 分为轻度，60 ～ 69 分为中度，≥ 70 分为重度。

（三）应用评价和注意事项

1. SAS 具有较好的信度和效度，能比较准确地反映有焦虑倾向的精神疾病患者的主观感受，而焦虑又是心理咨询门诊中较常见的一种情绪障碍，因此，SAS 可作为心理咨询门诊中了解焦虑症状的一种自评工具。

2. 焦虑是许多神经症的共同症状，因而 SAS 不能用于各类神经症的鉴别。

3. 表格由评定对象自行填写，在自评者评定以前，一定要让他 / 她把整个量表的填写方法及每个问题的含义都弄明白，然后做出独立的、不受任何人影响的自我评定。

4. 评定时间范围为过去 1 周。

三、贝克焦虑自评问卷

（一）量表简介

贝克焦虑自评问卷（Beck anxiety inventory, BAI）是由美国著名心理学家 Aaron T.Beck 等人于 1985 年编制的自评量表，包含 21 个项目，主要评定受试者被多种焦虑症状烦扰的程度，适用于具有焦虑症状的成年人，能比较准确地反映患者主观感受到的焦虑程度。

（二）评定项目和标准

BAI 包括 21 个项目。

1. 麻木或刺痛。

2. 感到发热。

3. 腿部颤抖。

4. 不能放松。

5. 害怕发生不好的事情。

6. 头晕。

7. 心悸或心率加快。

8. 心神不定。

9. 惊吓。

10. 紧张。

11. 窒息感。

12. 手发抖。

13. 摇晃。

14. 害怕失控。

15. 呼吸困难。

16. 害怕快要死去。

17. 恐慌。

18. 消化不良或腹部不适。

19. 昏厥。

20. 脸发红。

21. 出汗（不是因为暑热冒汗）。

BAI采用4级评分，各级的标准为：1为无；2为轻度（无多大烦扰）；3为中度（感到不适但尚能忍受）；4为重度（只能勉强忍受）。

BAI计分方法简单，只要把21项总分相加，得到粗分，再按Y=int（1.96X）取整转换成标准分即可。

BAI 以 ≥ 45 为判断界限。

（三）应用评价和注意事项

1. BAI 是一种分析受试者主观焦虑症状相当简便的临床工具，具有良好的信度和效度，与 SAS 的相关系数高达 0.828。

2. BAI 由患者根据现在或最近 1 周内的自我体验自行填写。

3. 可随临床诊治或研究需要反复评定，一般间隔时间至少 1 周。

4. BAI 总分能反映患者焦虑状态的严重程度，能帮助医生了解近期心境体验及治疗期间焦虑症状的变化动态，是可用于临床心理工作者了解焦虑症状的检测工具。

四、人格状况评估

焦虑症患者病前都有一定的人格基础，常采用艾森克个性测验（EPQ）、心理健康测查表（PHI）、明尼苏达多相个性调查表（MMPI）进行人格状况评估。由于 EPQ 量表的题量较少，操作简单，故被临床较多应用。

（一）量表简介

艾森克个性测验（Eysenck Personality Questionnaire，EPQ）是由英国心理学家 H.J. 艾森克夫妇根据以往所编制的几个人格调查表发展而来的。该测验采用自我报告的形式，分为成人（16 岁以上）和少年（7~15 岁）两种。目前我国所用的 EPQ 是由我国心理学家陈仲庚、龚耀先等人修订的版本。此量表项目较少，手续简便，内容也较适合我国国情。在我国南方和北方的测试中，都表明有一定的信度和效度。

问卷包括以下 4 个彼此相互独立的分量表。

1. E 量表：反映性格的内外倾向。

典型的外向（E 分特高）：善于交际，喜欢参加聚会，有许多朋友，健谈，不喜欢独坐静处，学习时好与人讨论，寻求刺激，善于捕捉机会，好出风头，做事急于求成，一般来说属于冲动型；喜欢开玩笑，回答问题脱口而出，不假思索，喜欢环境变化，无忧无虑，不记仇，乐观，常喜笑颜开；好动，总想找些事来做；富有攻击性，但又很容易息怒。

典型的内向（E分特低）：表现安静，不喜欢与各种人交往，善于自我省察，对书的兴趣更甚于人，除非对很亲密的朋友，往往对人有所保留或保持距离；做事之前先订计划，瞻前顾后，不轻举妄动，不喜欢兴奋的事，待人接物严肃，生活有规律；善于控制情感，很少有攻击行为，但一旦被激怒，很难平复。办事可靠，偏于保守，非常看重道德价值。

2. N量表：反应情绪的稳定性，又称为神经质量表。

典型情绪不稳（N分特高）：焦虑，紧张，易怒，往往会有抑郁情绪，睡眠不好，患有各种心身障碍；情绪波动明显，对各种刺激的反应都过于强烈，情绪激发后又很难平复下来；由于强烈的情绪反应而影响正常适应；不可理喻，有时走上危险的道路；在与外向结合时，这种人是容易冒火且不休息，以至激动、进攻，概括地说，是一个紧张的人，好有偏见，以至错误。

情绪稳定（N分很低）：倾向于情绪反应缓慢、轻微，即使激起情绪也很快能平复下来；平静，稳重，性情温和；即使生气也是有节制的，并且不紧张、焦虑。

3. P量表：又称为精神质量表。高分者表示孤独，不关心别人；常有麻烦，可能缺乏同情心，感觉迟钝；对人抱有敌意，具有攻击性；喜欢一些古怪的事情，有冒险行为。

4. L量表：测定被测验者的掩饰程度。

（二）评定项目和标准

EPQ量表含有88个项目，一般根据各维度T分的高低来评定被试者的人格倾向或特征。

根据受测者在各量表上获得的总分（粗分），按常模换算出标准分T

分 $[T=50+10*（X-M）/SD]$，便可分析出受测者的个性特点。各量表 T 分在 43.3 ~ 56.7 分为中间型，T 分在 38.5 ~ 43.3 分或 56.7 ~ 61.5 分为倾向型，T 分在 38.5 分以下或 61.5 分以上为典型型。

若以 E 量表分为横轴，N 量表得分为纵轴，便构成 4 个象限，即可把人格划分为 4 种主要的类型：外向情绪稳定（相当于多血质）、外向情绪不稳定（相当于胆汁质）、内向情绪稳定（相当于黏液质）、内向情绪不稳定（相当于抑郁质）。

在实际生活中，多数人属于两极端之间，倾向于内向或外向，或倾向于情绪稳定或不稳定。因此，每一维度又根据 T 分范围设立内向（或外向）或稳定（或不稳定）、倾向于内向（或外向）或倾向于稳定（或不稳定）及中间型共 5 级。这样，除完全的中间型外，还可有 24 种不同偏向的人格类型。

其他疾病及用药状况的检查与评估

来访者，男性，27 岁，因反复紧张、心慌、失眠 1 个月求治。据了解，来访者近 1 个月以来无明显诱因下出现紧张、心慌、失眠，伴发作性呼吸困难，容易疲劳、多汗。在心血管内科、呼吸内科做检查，未见明显异常，被转诊到心理卫生科。焦虑自评量表检测提示：轻度焦虑症状；艾森克个性测验提示：未见明显异常。来访者自诉平时性格开朗，工作稳定，家庭关系和睦，生活作息规律。追问病史发现来访者有乙肝病史，两个月前开始进行干扰素抗病毒治疗。遂转感染科调整治疗方案，并进行认知行为干预，1 个月后患者的焦虑症状消失。

类似该来访者的情况在我们心理卫生科每年都会遇到几例，由于未去解决焦虑背后的躯体疾病因素和 / 或药物因素，导致焦虑症状久治难愈。

据临床所见，有焦虑情绪的人往往会害怕自己患上焦虑症，有些人甚至担心自己会发疯。其实，许多时候，他们只是处于焦虑状态而已。

出现焦虑状态并不能简单地判定为焦虑症，因为除焦虑症之外，其他心理疾病中也会经常出现焦虑症状。不仅是心理疾病，像癌症、内分泌疾病、神经系统疾病、心血管疾病等生理疾病同样也会出现焦虑状态。此外，许多药物也是诱发焦虑状态的因素。

因此，在考虑患有焦虑症之前，需全面评估易导致焦虑状态的疾病和药物。

一、容易出现焦虑状态的病症

（一）精神 / 心理疾病

- ·广泛性焦虑障碍
- ·强迫障碍
- ·惊恐发作和广场恐怖
- ·社交恐怖
- ·对某一特定实物的恐怖
- ·创伤后应激障碍和急性应激障碍
- ·伴有焦虑心境的适应障碍
- ·继发于精神症状的焦虑
- ·抑郁症伴发的焦虑
- ·人格障碍

（二）躯体疾病

1. 神经系统疾病
- ·痴呆——痴呆的行为和精神症状（BPSD）；昼夜节律颠倒
- ·小的脑卒中
- ·短暂性脑缺血发作
- ·帕金森病

- 脑白质病

- 原发性震颤

- 脑病（感染性、中毒性、代谢性）

- 大面积损伤

- 脑震荡后遗症

- 疼痛

2. 内分泌系统疾病

- 甲状腺功能亢进

- 甲状腺功能减退

- 低血糖

- 嗜铬细胞瘤

- 甲状旁腺功能减退

- 经期前症状

- 绝经

- 类癌

- 胰岛瘤

3. 心血管系统疾病

- 心绞痛

- 心瓣膜病

- 寂静型心肌梗死

- 充血性心力衰竭

- 心律失常——室性早搏、房性心动过速

- 多种原因引起的晕厥

- 高血压

- 低血容量

4. 呼吸系统疾病

· 哮喘

· 肺栓塞

· 气胸

· 肺水肿

· 慢性阻塞性肺疾病

· 肺炎

· 过度换气

· 缺氧

5. 消化系统疾病

· 消化道溃疡

· 肠易激综合征

6. 血液系统疾病

· 贫血

7. 代谢性疾病

· 高钾血症

· 高热

· 低钠血症

· 卟啉症

8. 免疫系统疾病

· 过敏反应

· 系统性红斑狼疮

二、容易出现焦虑状态的药物

（一）兴奋剂

如安非他明类、咖啡因、可卡因、利他林、茶碱等。

（二）交感神经激动剂

如肾上腺素、去甲肾上腺素（NA）、麻黄碱、伪麻黄碱等。

（三）药物戒断

如巴比妥类、苯二氮䓬类、麻醉药、酒精、可乐定等药物的戒断。

（四）抗胆碱能药物

如苯甲托品、苯海拉明、哌替啶、奥昔布宁、普鲁本辛、苯海索等。

（五）拟多巴胺能药

如金刚烷胺、抗精神病药、溴隐亭、L-多巴胺、卡比多巴-左旋多巴、甲氧氯普胺等。

（六）抗高血压药

如利血平、肼屈嗪、维拉帕米、硝苯地平、地尔硫卓等。

（七）抗结核药

如异烟肼、环丝氨酸等。

（八）抗抑郁药

如择性 5-羟色胺再摄取抑制剂（SSRIs）、三环类、单胺氧化酶抑制剂等。

（九）其他

如巴氯芬、环丝氨酸、烟酸、致幻剂、吲哚美辛、甲状腺激素、类固醇激素、干扰素、抗生素等。

焦虑症的诊断

精神医学的诊断存在很多争议。绝大部分医生和某些来访者会觉得诊断名称应言简意赅，不仅使症状现象一目了然，而且对治理给出了明确的方向。某些来访者发现，这种标签式的诊断名称还具有正常化的作用（例如，"我患有焦虑症"或"我是个焦虑症患者"），这会使他们感到欣慰：他们的痛苦和困扰不仅专属于他们，与他人也是具有共通性的，因而自己能被他人所理解。来访者会说："哦，原来是那个让我出了问题，我还以为我要死/疯了呢！"

但是，有一些焦虑症患者和少部分治疗者（包括作者本人在内）却不喜欢这样的标签式诊断名称。因为，一方面，焦虑是人们无力应对巨大的生活压力时所产生的反应。如果贸然给焦虑来访者贴上一个焦虑症的诊断性标签，似乎意味着焦虑来访者在某种程度上是静态的，一成不变的。换句话说，标签式的诊断名称不仅否定了他们的独特性，还让他们感到自己被病态化或物体化。Phil Joyce 和 Charlotte Sills 曾总结道："目前公认的诊断系统因存在严重的缺陷而颇受争议，尤其是这种绝对化的分类方式对理解来访者错综复杂的心理现象毫无裨益，而且诊断系统的形成多半受行政干预和制药企业的影响。"另一方面，许多时候，焦虑只是体验循环中的一个环节，它有不同的形式。例如，焦虑可能是来自抑制强迫和对抗恐惧的结果，有些与过去或现在的压力或创伤有关，有些是由于某些冲动的内因引起，还有些是长期负面思维不断强化的结果。如果不加以区别地对待，不仅对治疗不利，而且对焦虑症患者的成长也是没有好处的。

鉴于对焦虑症诊断的争议，下文仅介绍相对严谨的 DSM-V 中有关焦虑障碍的诊断标准。

分离性焦虑障碍

A. 个体与其依恋对象分离时，会产生与其发育阶段不相称的、过度的害怕或焦虑，至少符合以下表现中的 3 种：

1. 当预期或经历与家庭或主要依恋对象离别时，产生反复的、过度的痛苦。

2. 持续和过度地担心会失去主要依恋对象，或担心他们可能受到诸如疾病、受伤、灾难或死亡的伤害。

3. 持续和过度地担心会经历导致与主要依恋对象离别的不幸事件（例如走失、被绑架、事故、生病）。

4. 因害怕离别，持续表现出不愿意或拒绝出门、离开家去上学、去工作或去其他地方。

5. 持续和过度地害怕或不愿意独处，或不愿意在家或其他场所与主要依恋对象分离。

6. 持续地不愿意或拒绝在家以外的地方睡觉或主要依恋对象不在身边时睡觉。

7. 反复做内容与离别相关的噩梦。

8. 当与主要依恋对象离别或预期离别时，反复地抱怨躯体性症状（例如头疼、胃疼、恶心、呕吐）。

B. 这种害怕、焦虑或回避是持续性的，儿童和青少年至少持续 4 周，成人则至少持续 6 个月。

C. 这种障碍引起的危害，有临床意义的痛苦，或导致社交、学业、职业或其他重要功能方面的损害。

D. 这种障碍不能用其他精神障碍来更好地解释，例如：像孤独症（自闭症）谱系障碍中的因不愿意过度改变而导致拒绝离家，像精神病性障碍中的因妄想或幻觉而忧虑分别，像广场恐怖症中的因没有一个信任的同伴陪伴而拒绝出门，像广泛性焦虑障碍中的担心疾病或伤害会降临到其他重要的人身上，或像疾病焦虑障碍中的担心会患病。

选择性缄默症

A. 在被期待讲话的特定社交情景（例如，在学校）中持续地不能讲话，尽管在其他情况中能够讲话。

B. 这种障碍妨碍了教育或职业成就或社交沟通。

C. 这种障碍的持续时间至少 1 个月（不能限于入学的第 1 个月）。

D. 这种不能讲话，不能归因于缺少社交情景，或对所需口语有不适感所致。

E. 这种障碍不能用一种交流障碍来更好地解释（例如，儿童期发生的流畅性障碍），而且不能仅仅出现在孤独症（自闭症）谱系障碍、精神分裂症或其他精神病性障碍的病程中。

特定恐怖症

A. 对特定的事物或情况（例如飞行、高处、动物、接受注射、看见血液）产生显著的害怕或焦虑。

注：儿童的害怕或焦虑可能表现为哭闹、发脾气、惊呆或依恋他人。

B. 恐惧的事物或情况几乎总是能够促发立即的害怕或焦虑。

C. 对恐惧的事物或情况主动地回避，或是带着强烈的害怕或焦虑去忍受。

D. 这种害怕或焦虑与特定的事物或情况所引起的实际危险以及所处的社会文化环境不相称。

E. 这种害怕、焦虑或回避通常持续至少 6 个月。

F. 这种害怕、焦虑或回避引起的危害，有临床意义的痛苦，或导致社交、职业或其他重要功能方面的损害。

G. 这种障碍不能用其他精神障碍的症状来更好地解释，包括：（例如，在广场恐怖症中的）惊恐样症状或其他功能丧失症状；与强迫思维相关的事物或情况（例如，在强迫症中）；与创伤事件相关的提示物；（例如，在创伤后应激障碍中）；离家或离开依恋者（例如，在分离性焦虑障碍中）；社交情况等所导致的害怕、焦虑和回避（例如，在社交恐怖症中）。

社交焦虑障碍（社交恐怖症）

　　A．个体由于面对可能被他人审视的一种或多种社交情况而产生显著的害怕或焦虑。例如，社交互动（对话、会见陌生人）、被观看（吃、喝的时候），以及在他人面前表演（演讲时）。

　　注：儿童的这种焦虑必须出现在与同伴交往时，而不仅仅是与成人互动时。

　　B．个体害怕自己的言行或呈现的焦虑症状会导致负性的评价（即被羞辱或尴尬、导致被拒绝或冒犯他人）。

　　C．社交情况几乎总是能够促发害怕或焦虑。

　　注：儿童的害怕或焦虑也可能表现为哭闹、发脾气、惊呆、依恋他人、畏缩或不敢在社交情况中讲话。

　　D．主动回避社交情况，或是带着强烈的害怕或焦虑去忍受。

　　E．这种害怕或焦虑与社交情况和社会文化环境所造成的实际威胁不相称。

　　F．这种害怕、焦虑或回避通常至少持续 6 个月。

　　G．这种害怕、焦虑或回避引起的危害，有临床意义的痛苦，或导致社交、职业或其他重要功能方面的损害。

　　H．这种害怕、焦虑或回避不能归因于某种物质（例如，滥用毒品、药物）的生理效应，或其他躯体疾病。

　　I．这种害怕、焦虑或回避不能用其他精神障碍的症状来更好地解释，例如惊恐障碍、躯体变形障碍或孤独症（自闭症）谱系障碍。

　　J．如果其他躯体疾病（例如，帕金森病、肥胖症、烧伤或外伤造成的畸形）存在，则这种害怕、焦虑或回避明确与其不相关。

惊恐障碍

　　A．反复出现不可预期的惊恐发作。一次惊恐发作是突然发生的强烈害怕或强烈的不适感，并在几分钟内达到高峰，发作期间出现下列 4 项及以上症状。

注：这种突然发生的惊恐可以出现在平静状态或焦虑状态。

1. 心悸、心慌或心率加速。

2. 出汗。

3. 震颤或发抖。

4. 气短或窒息感。

5. 哽噎感。

6. 胸痛或胸部不适。

7. 恶心或腹部不适。

8. 感到头晕、脚步不稳、头重脚轻或昏厥。

9. 发冷或发热感。

10. 感觉异常（麻木或针刺感）。

11. 现实解体（感觉不真实）或人格解体（感觉脱离了自己）。

12. 害怕失去控制或"发疯"。

13. 濒死感。

注：可能感觉到与特定的文化相关的症状（例如，耳鸣、颈部酸痛、头疼、无法控制的尖叫或哭喊），此类症状不可作为诊断惊恐障碍所需的 4 个症状之一。

B. 至少在 1 次发作之后，出现下列症状中的 1~2 种，而且持续 1 个月（或更长）的时间。

1. 持续地担忧或担心再次的惊恐发作或其结果（例如，失去控制、心脏病发作、"发疯"）。

2. 在与惊恐发作相关的行为方面出现显著的不良变化（例如，设计某些行为以回避惊恐发作，如回避锻炼或回避不熟悉的情况）。

C. 这种障碍不能归因于某种物质（例如，滥用毒品、药物）的生理效应，或其他躯体疾病（例如，甲状腺功能亢进、心肺疾病）。

D. 这种障碍不能用其他精神障碍来更好地解释（例如，像未特定的焦虑障碍中，惊恐发作不仅出现于对害怕的社交情况的反应；像特定恐怖症中，惊恐发作不仅出现于对有限的恐惧对象或情况的反应；像强迫症中，惊恐发作不仅出现于对强迫思维的反应；像创伤后应激障碍中，惊恐发作不仅出现于对创伤事件的提示物的反应；或像分离性焦虑障碍中，惊恐发作不仅出现于对依恋对象分离的反应）。

广场恐怖症

A. 对下列 5 种情况中的 2 种及以上感到显著的恐惧或焦虑：

1. 乘坐公共交通工具（例如，汽车、火车、轮船或飞机）。

2. 处于开放的空间（例如，停车场、集市或桥梁）。

3. 处于封闭的空间（例如，商场、剧院或电影院）。

4. 排队或处于人群之中。

5. 独自离家。

B. 个体恐惧或回避这些情况，是因为想到一旦出现惊恐样症状或其他失去功能或窘迫的症状（例如，老年人害怕摔倒，害怕大小便失禁）时，害怕难以逃离或得不到帮助。

C. 广场恐惧情况几乎总是促发害怕或焦虑。

D. 个体总是主动回避广场恐惧情况，需要人陪伴或带着强烈的害怕心理或焦虑情绪去忍受。

E. 这种害怕或焦虑与广场恐惧情况和社会文化环境所造成的实际危险不相称。

F. 这种害怕、焦虑或回避通常持续至少 6 个月。

G. 这种害怕、焦虑或回避引起的危害，有临床意义的痛苦，或导致社交、职业或其他重要功能方面的损害。

H. 即使有其他躯体疾病（例如，炎症性肠病、帕金森病）存在，这种害怕焦虑或回避也是明显且过度的。

I. 这种害怕、焦虑或回避不能用其他精神障碍的症状来更好地解释。例如，不能仅限于特定恐怖症、情境性的症状；不能只涉及社交焦虑障碍的社交情况；不仅与强迫症中的强迫思维、躯体变形障碍感受到的躯体外形缺陷或瑕疵、创伤后应激障碍中创伤性事件的提示物或分离性焦虑障碍中的害怕离别等相关。

广泛性焦虑障碍

A. 在至少 6 个月的多数日子里，对于诸多事件或活动（例如，工作或学校）表现出过分的焦虑和担心（焦虑性期待）。

B. 个体难以控制这种担心。

C. 这种焦虑和担心与下列 6 种症状中至少 3 种有关（在过去 6 个月中，至少有一些症状在多数的日子里存在）：

注：儿童只需 1 项。

1. 坐立不安或感到激动或紧张。

2. 容易疲倦。

3. 注意力难以集中或头脑一片空白。

4. 易激惹。

5. 肌肉紧张。

6. 睡眠障碍（难以入睡或保持睡眠状态，或休息不充分、睡眠质量不好）。

D. 这种焦虑、担心或躯体症状引起的危害，有临床意义的痛苦，或导致社交、职业或其他重要功能方面的损害。

E. 这种障碍不能归因于某种物质（例如，滥用毒品、药物）的生理效应，或其他躯体疾病（例如，甲状腺功能亢进）。

F. 这种障碍不能用其他精神障碍的症状来更好地解释。例如，像惊恐障碍中的焦虑或担心发生惊恐发作，像社交焦虑障碍（社交恐惧症）中的负性评价，像强迫症中的被污染或其他强迫思维，像分离焦虑障碍中的与依恋对象的离别，像创伤后应激障碍中的创伤事件相关的提示物，像神经性厌食症中的体重增加，像躯体症状障碍中的躯体不适，像躯体变形障碍中的感到外貌存在瑕疵，像疾病焦虑障碍中的感到有严重的疾病，或像精神分裂症或妄想障碍中妄想信念的内容。

物质／药物所致的焦虑障碍

由于其他躯体疾病所致的焦虑障碍

其他特定的焦虑障碍

未特定的焦虑障碍

第四章
治疗焦虑症的常用方法

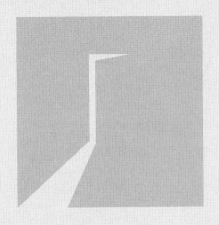

如果你想养成某种习惯，就去实践它；如果你不想养成某种习惯，就不要去实践，而是使自己习惯于别的事情。

——爱比克泰德

著名的心理学家威廉·詹姆斯曾经提出："一种纯粹的脱离躯体的人类情感是不存在的。"因此，对焦虑症的治疗来说，需要同时兼顾身体和心理两个方面，尽量按"急则治其标，缓则治其本，标本俱急者，标本同治"的原则进行治疗。

具体地说，药物对于焦虑症的治疗具有快速起效的作用，但无法根治焦虑，属于治标范畴；心理治疗以及改变生活模式（改变认知行为方式、解决早年留下的心理/心灵创伤、培育正念等）、改变饮食习惯等非药物治疗的方法起效较慢，但疗效相对较好，属于治本范畴。

下面将对我们临床治疗焦虑症常用的方法进行介绍，供大家参考。

焦虑症的药物治疗原则和策略

来访者，男性，23岁，职员。因发作性呼吸困难、头晕、肢体麻木6个月求治。来访者平素性格开朗，身体健康，无不良嗜好。6个月前一直忙于工作，晚上经常加班。一次在休息的状态下突然出现头晕，呼吸困难，大口喘气，心慌，有失控感，像要"死了"似的，面部麻木，手脚发紧。家人打120急救电话求助，到了医院急诊科，症状已经缓解，先后持续的时间约半小时左右。其发作过程中意识清晰，无抽搐，无恶心、呕吐，无二便失禁。发作后感觉疲劳，医院血象检查显示：PCO_2 偏低，K^+ 偏低；心电图、心脏和血管B超、脑电图、头颅CT、血生化、甲状腺功能等检查无特殊。未予特殊处理。此后类似症状反复发作，转诊到心理卫生科，被诊断为惊恐发作。

医生给予药物帕罗西汀、劳拉西泮治疗，服药1个月左右症状基本缓解。来访者问医生什么时候可以停药，医生告诉他目前处于急性期治疗状态，至少要治疗半年以上，最好结合心理治疗。来访者当时就坚决地说自己的病好了，最多再服1个月的药巩固一下。期间失访。两个月后，来访者又在家属的陪伴下来就诊，进诊室后显得很不好意思，不断地跟医生说，对不起，并保证以后一定听医生的话，进行规范治疗。

这位来访者在吃了一次苦头之后，坚持执行医生的建议而获益。临床上许多焦虑症患者正好相反，他们病急乱投医，由于治疗的依从性不好，导致治疗的耽误。焦虑的你对此有何感想呢？

下文将对焦虑症的药物治疗原则和策略进行介绍。

一、焦虑症的药物治疗原则

（一）与心理治疗相配合的原则

根据生物-心理-社会医学模式，心理社会因素在焦虑症的发生发展过程中起着重要的作用，药物治疗和心理治疗对广泛性焦虑症和惊恐障碍均有疗效。初发焦虑症患者可根据病情程度及伴随的症状选择治疗方法，轻症患者可能只需心理治疗，当症状严重或心理干预不可用时，应考虑药物治疗。当然，也可在急性发病期联合应用药物治疗和心理治疗，这样可以加强治疗的效果，等症状缓解后再采用一种方式维持治疗。

（二）足量和足疗程的原则

广泛性焦虑症和惊恐障碍均是慢性疾病，容易反复发作（广泛性焦虑症首次发病后至少有50%的患者会有第二次发作），应当坚持足量和足疗程的治疗原则，急性期治疗药物应当足量、足疗程，以控制患者的精神症状。等症状缓解或消除后，还需要一定时间的维持治疗，以减少复发的可能，恢复社会和职业功能。

（三）个体化用药的原则

药物治疗效果取决于药物的药理作用、患者的个体差异以及患者对药物治疗的依从性。在药物治疗过程中，焦虑症患者可能会将药物的不良反应（如心动过速、头晕、口干、腹部不适等）误认为是疾病症状的表现。在用抗抑郁药治疗初期，患者的躯体性焦虑症状可能会加重。焦虑症患者对药物的不良反应往往比其他患者更敏感。

因此，决定用药物治疗时必须做到以下几点：

1. 了解患者的年龄、既往治疗反应、是否可能发生药物过量服用或自伤、自杀风险、患者的耐受性、患者的个人选择偏好，以及药物产生的费用对家庭的负担等。

2. 考虑患者可能合并躯体疾病、药物相互作用、有无并发症等情况。

3. 对于妊娠和哺乳期间的用药治疗，应给予特殊关注，必须权衡胎儿和婴儿暴露于药物的潜在风险与母亲不用药的内在风险。

一般地说，选择性 5-HT 再摄取抑制剂（SSRIs）、5-HT 和 NE 再摄取抑制剂（SNRIs）与三环类抗抑郁剂（TCAs）相比：对心血管副作用少，患心血管疾病的患者更容易耐受；药物毒性小些，对有自杀倾向的患者较安全。但 SSRIs、SNRIs 常会引起性功能障碍、肠易激综合征，可能会加重偏头痛等，对于这些患者 TCAs 更合适。SSRIs 和 SNRIs 没有镇静作用，紧张或失眠的患者可能需要额外的安定类药物或镇静剂，以便控制病情。

（四）其他原则

1. 向患者及家属解释药物的性质、作用、起效时间、疗程及可能发生的不良反应与停药的风险及对策，争取他们的主动配合，使患者能遵医嘱且规律服药，提高治疗的依从性。

2. 服用药物宜从小剂量开始，根据疗效、不良反应和耐受性等情况，增至足量（有效药物上限）和足够长的疗程（至少 4～12 周）。

3. 一般不主张使用联合两种以上的抗焦虑药，尽可能单一用药。当焦虑严重时或当换药治疗无效时，可考虑联合使用两种不同作用机制的药物。

4. 治疗期间应密切观察患者病情的变化及不良反应并及时处理。

5. 积极治疗与焦虑症共病的其他躯体疾病、物质依赖、抑郁症等。

6. 如果患者担心自己的身体状况，需要给他们做一个全面的体检。应该与患者一起讨论检查结果，以澄清哪些症状是由焦虑引起的，哪些症状是由潜在的躯体疾病引起的。

7. 治疗目标是帮助患者不需用药也能达到心身完好的状态。但临床确实有少部分焦虑症患者需要长期服药来维持治疗，包括苯二氮䓬类。对这部分患者，有些医师拒绝给予他们可以改善生活质量的药物的做法，是目光短浅和不明智的。

8. 抗抑郁药对于有长期的精神焦虑患者，其效果优于苯二氮䓬类和抗组胺药。对于过分担心的患者，在选择使用抗抑郁药治疗时，出现严重焦虑、失眠或面临引起警觉和躯体症状的应激性场景下，可以合并使用苯二氮䓬类药物。

二、焦虑症的药物治疗策略

焦虑症是高复发性疾病，无论是惊恐障碍还是广泛性焦虑症，目前均推荐全程治疗。

（一）惊恐障碍的药物治疗策略

1. 惊恐障碍的急性期使用药物治疗通常持续 12 周。急性期使用的治疗药物应当足量、足疗程，一般明显改善症状的时间发生在使用药物治疗的 6 ~ 8 周，并持续到 12 周周末。经过 12 周的急性期治疗，如果治疗有效则患者不再出现惊恐发作，也不再担心发生惊恐发作，恐惧性回避也明显减轻，后转入维持期治疗。关于维持期使用药物治疗的时间，研究证据较少。

一般的建议是，经过有效的药物急性期治疗后，至少维持治疗 1 年，再根据患者的临床情况考虑逐渐减药。减药期需密切观察患者的病情变化，如果复发，应当马上重新开始使用药物治疗。

2. 重视心理治疗，保证患者服药的依从性。

3. 减药过程要逐渐进行，过快容易导致焦虑症状反跳、戒断症状或疾病复发。一般认为，减药过程至少持续 3 个月。

4. 选择合适的治疗场所。惊恐障碍患者与重性抑郁的共病率较高，患者很可能有自杀危险，医护人员应引起足够的重视，必要时住院治疗；惊恐障碍患者还常有共病物质依赖，必要时应住院脱毒治疗。

（二）广泛性焦虑症的药物治疗策略

1. 急性期治疗：急性期治疗指从治疗开始到症状缓解。焦虑症急性期用药的主要目的是控制症状，努力达到临床痊愈。不同药物可因作用机制不同而使起效时间有较大的差异，一般 1 ~ 2 周开始起效。严重焦虑症患者使用药物治疗的起效时间可能会延长至 2 ~ 4 周，因而可考虑两种不同作用机制的药物联合治疗。如果患者用药治疗 6 ~ 8 周仍无效，改用其他作用机制的药物可能会有效果，也可联合使用两种不同机制的药物治疗，尽快控制症状。

2. 巩固期治疗：一般认为，巩固期治疗至少需要 2 ~ 6 个月，这个时期，患者病情不稳，复发风险较大。

3. 维持期治疗：一般认为，维持期治疗至少需要 12 个月，以防止复发。维持期治疗结束后，若患者病情稳定，可缓慢减药直至终止治疗，但应密切监测复发的早期征象。

其他治疗策略，可参考惊恐障碍的药物治疗策略。

纠正焦虑症患者的扭曲认知

如果我操控不了车，怎么办？万一我不小心走神了，然后车子就失控了，怎么办？如果我出了车祸且撞了人，怎么办？

如果车子失控，我可应付不了。如果被开罚单的话，我以后就再也不能开车了。

如果我惊恐发作并且完全失去自我控制，怎么办？

如果别人看见我惊恐发作，会不会认为我是精神病呢？

如果我考试不及格被退学，怎么办？

……

只要跟焦虑症患者打过交道，你就会对这些话比较熟悉。

心理学中的认知疗法理论认为，我们的思维、情绪、行为、生理反应和环境是彼此相关的。对于某件事情的发生，我们会有自己既有的思维模式，又会结合他人的经验去认识和处理，不同的思维模式产生不同的情绪和行为反应。有时候，我们做出的反应过于激烈，使自己的内心无法平静下来，影响日常生活，更可能会持久地影响今后的认知模式，使问题得不到有效解决，愈发出现预期的不安。因此，着力于改变不合理的思维模式的认知疗法，对常见的心理障碍具有普适性。

认知疗法是由梅钦伯姆、艾利斯和贝克等倡导使用的，其核心理念包括以下三点：

（1）认知是情感和行为反应的中介，引起人们情绪和行为问题的原因不是事件本身，而是人们对事件的解释。

（2）认知与情感、行为互相联系，互相影响。负性认知与情感、行为障碍互相加强，形成恶性循环，是情感、行为障碍迁延不愈的重要原因。因此，打破恶性循环是治疗心理行为问题的一个关键。

（3）情绪障碍患者往往存在大量的认知曲解，这些曲解是患者痛苦的真正原因。一旦认知曲解得到识别和矫正，患者的情绪障碍就会得到迅速的改善。

下面将对焦虑症患者的常见扭曲认知进行简要介绍，读者可对照自己的情况进行改正。

一、全或无的想法

全或无的想法是指你倾向于用一种极端的、黑白分明的标准来评价你自己。当你陷入这种认知扭曲后，一旦无法达到完美，你就会把自己看成是彻头彻尾的失败者，没有中间地带。例如，一位焦虑症患者在听了医生给其布置的家庭作业后说："医生，我完全做不到"；一位社交焦虑症患者在求职失败后说："我是个彻头彻尾的失败者"；一位有过数次惊恐发作体验的焦虑症患者说："我完全被击垮了。"

全或无想法的背后是完美主义在作祟，它使你倾向于对自己、他人和生活有不切实际的过高期望。当任何事情达不到预定目标时，你就会大失所望并且 / 或者大肆批评；它也会使你倾向于过分关注自己或自己的成就当中的一些微不足道的缺陷和错误。由于过分关注"什么是错的"，你就会低估和忽视"什么是对的"。

其实，这种评价事物的方式是不现实的，因为生活很少是全或无的。比如说，没有一个人是绝对的优秀或绝对的低劣。同样，也没有人会是绝对的光彩照人或绝对的丑陋不堪。亚里士多德曾尖锐地批评过："每个极端都是一种罪恶！"

如果把上述例子中的"我完全做不到"换成"如果我一小步一小步地做，我就可以完成任务"，把"我是个彻头彻尾的失败者"换成"这并不全是失败，至少我积累了一些经验，我在某些方面还是不错的，只是另一些方面有待改进"，把"我完全被击垮了"换成"我当时感觉有些糟糕，不过还是挺过来了"，那么，我们心里痛苦的程度就会大大地降低。

二、过于概括化

过于概括化是指你在只有少量信息的情况下就对整体做出消极预测，把一个消极事件的潜能无限放大。处于这种思维模式下时，哪怕只有一件事出了问题，你都会得出结论，事事都不对劲；或者发生了不愉快的事，你就认定这剧情一定会不断上演。例如，一位病人近期经常头痛、心慌、胃部不适，就说："我全身没有一个好地方"；一位焦虑症患者在被领导批评之后说："我总是把事情搞砸"；一位连受几次挫折的焦虑症患者说："我绝不可能完成这件事。"

其实，一次不愉快的经历/体验不代表以后每次都是如此，这只是你的大脑根据孤立的单次经验得出了错误的结论。一行禅师有一个句子，有助于纠正"过于概括化"的想法，他建议我们在得出任何结论以前都问自己一句：我确定吗？

"我确定全身没有一个好地方吗？"（不是！我身体上是有几处不适，但只是功能性症状而已。）

"我确定总是把事情搞砸吗？"（不是！说我总是把事情搞砸并不是事实。但在这件事情上，我需要重新审视一下，并且进行必要的修正。）

"我确定绝不可能完成这件事吗？"（不是！如果我一步步地来，并且坚持努力的话，我会慢慢地达到我的目标。）

如此提问，不仅更符合实际情况，而且我们的心里也会相对好受一些。

三、心灵过滤

心灵过滤是指你对一个场景消极的选择性关注，从而忽略所有积极的方面。这样，就像一滴墨水染黑了整杯水一样，在你眼里，整个环境都是消极的，整个现实都变得黑暗起来。例如，下面这些情况都属于心灵过滤的范畴：

你在上周已经可以独自开车去工作，本周反而做不到了，你就开始质疑医生布置的脱敏疗法的价值；

因为最近有过一次糟糕的急性焦虑发作经历，你就忘记其实在过去的数个月内，焦虑发作的频率已经低了很多的事实；

你收到一份业绩考核结果，大部分都是积极的评价，但你却紧盯着其中的一两处批评。

这种状况有些类似于戴着有色眼镜看世界，其他颜色都被过滤掉了。就像一个笑话所说的：妈妈送了儿子两条领带，当儿子带着其中的一条去看望她时，妈妈问道："另外那条有什么问题吗？"

如果在你的日常生活中出现"没价值""没意义""没希望""愚蠢""失败""危险""不公平"的口头禅时，就需要警惕你是否存在"心灵过滤"了。

如何应对"心灵过滤"呢？需要你多关注事情好的一面，尤其是关注那些你做到了的事情。下面两个苏格拉底诘问对你比较有帮助：

你有没有全面地看待问题／你有没有同时考虑到事情的两个方面？

你是否忽略了这个场景／人／物的积极方面？

《塞翁失马》故事中的"或许是，或许不是"，也是不错的理念，值得焦虑症患者仿效。

四、贬损积极的东西

贬损积极的东西是指你认为自己或他人所取得的正性的成绩是微不足道的，它使你不仅忽略了事情好的一面，甚至直接把好的或中立的事情转变成消极的。例如，你收到了一条很久没有联系的朋友的信息，本应感到高兴，但你却把它转变成一种负面情绪："她不会只想跟我谈心吧，她可能要向我借钱／她是想看我笑话吧？"再比如，一位健康方面的焦虑症患者无视自己的各种体检、化验结果正常的事实，仍不断地抱怨自己有失眠、疲劳等症状，导致整天忧心忡忡。

当你遇到这种情况时，不妨也用一行禅师的那句话——"我确定吗"——问问自己。下面这个故事就很好地说明了这种情况。

秀才考前住店做了三个梦：墙上种菜、雨天戴斗笠还打伞、跟表妹背靠背躺在一起。求人解梦，曰："墙上种菜白费劲、戴斗笠打伞多此一举、跟表妹背靠背躺在一起说明没戏。"秀才听罢心凉想回家，店老板劝曰："墙上种菜高种！戴斗笠打伞有备无患！跟表妹背靠背说明将要翻身了！"秀才于是精神振奋，竟考中个探花。

五、预测未来的思维

预测未来的思维，又称"自我预言"，指你对未来进行预测——事情会变得更糟或者前面有危险。

焦虑症患者预测未来的思维往往有"这次肯定考不过去了""下次遇到这种情况，我还是无法应付""我的体质那么差，肯定坚持不下去"。

这就像自我催眠或自我暗示，如果你给自己消极的暗示，你所有的行为都会在不自觉当中朝消极的方向"努力"，导致真的出现糟糕的结果。这就是许多焦虑症患者说自己感觉很灵敏、能预测自己将来的原因。

有位心理学家曾在某次体操比赛前测试运动员的焦虑水平，结果发现，无论是得胜者还是失败者，在赛前的焦虑程度是一样的，他们的差别仅仅在于是否懂得去应付压力。那些表现不好的运动员把注意力全部放在了担心上，担心自己表现不好，该怎么办，从而陷入一种恐慌状态。而那些表现良好的运动员，一般都不去想自己的表现，而是把注意力放在自己要做的事情上，从而克服了焦虑。

因此，如果你存在"自我预言"的习惯，请参考乔布斯的经典名言——记得你即将死去，做一些"安住当下"的练习，如正念禅修之类的项目。

六、灾难化想法

灾难化想法是指你认为消极的后果一旦发生，就会引发势不可挡、无法控制的巨大灾难。焦虑症患者的常见灾难化想法有："我应付不了""我完全被击垮了""我永远都放不开这件事""他们永远不会原谅我""天呐，我的症状又开始出现了""这次数学考试没通过，我完了！这学期肯定通不过了！"……

就这样，焦虑症患者不断自己吓唬自己，把一件普通的消极事件看成了吓人的怪物。

如何纠正这种扭曲认知，不妨也用一行禅师的那句话，问问自己"我确定吗"。

培养禅学中的"正念"和"平常心"，亦对纠正灾难化想法有帮助。

七、错误归因

错误归因是指你将消极事件的原因搞错了。例如，一位社交焦虑的姑娘告诉治疗师："男朋友的离开是由于自己长得不漂亮"；一位还未结婚的焦虑症患者告诉医生："事事不顺，都是因为我有乙肝问题"；一位焦虑的学生半夜醒来觉得背部灼热，以为自己的焦虑症又犯了，第二天到学校时，听同桌在抱怨"昨晚真热"时，才发现昨晚是自己搞错了。

事实上，消极事件的原因往往是由许多因素混杂在一起造成的。正如理性情绪治疗家艾利斯所宣称的："人的情绪不是由某一诱发性事件本身所引起的，而是由经历了这一事件的人对这一事件的解释和评价所引起的。"下面这则传统的民间故事也反映了这一观点。

有两个秀才一起赴京赶考，他们在路上遇到了一支出殡的队伍，看到了一口黑乎乎的棺材。其中一个秀才心里"咯噔"一下，凉了半截，心想：完了，真倒霉！于是心情一落千丈，那个"黑乎乎"的阴影一直挥之不去，结果文思枯竭，名落孙山。

另一个秀才看到那个"黑乎乎"的东西时，心里也"咯噔"了一下。但他转念一想：棺材，官…财…，噢，那不是有"官"也有"财"嘛，好兆头啊！于是情绪高涨，走进考场，文思泉涌，果然一举高中。

回到家里，两人都对家人说：那"棺材"真是好灵验！

第一个秀才在考场上文思枯竭是因为情绪不好，而情绪不好是因为他碰见棺材后认为是"触了霉头"；而另一个秀才在考场上文思泉涌是因为情绪兴奋，而情绪兴奋是因为他碰见棺材后认为是"好兆头"。

八、情绪化推理

情绪化推理是指不合逻辑地、完全基于情绪感受来判断和评价一件事的倾向。当然，有些时候基于情感的判断也是恰当有用的。例如，如果你对一个刚刚认识（面试或者约会）的人没有好感，这个理由足以让你决定不再和他/她继续交往。但是在其他许多情况下，仅仅依靠情感而抛开逻辑推理将会导致错误的结论。

一个常见的例子是：因为你感觉是怎样的，你就据此推论自己真的就是这样的，如"我觉得自己很没用，所以我肯定就是很没用的""我觉得自己没有能力，所以我就是没有能力的""我觉得自己很丑，所以我就是很丑"。这种推理方式就好像基于某一个雨天就推论出太阳永远都不会再照耀大地一样荒唐。

如何摆脱"情绪化推理"呢？你可以用下面几个问题来挑战它：

我是不是完全在跟着感觉走？

我有没有客观地看待这个问题？

有什么证据表明我的判断是完全准确的？

九、"应该""必须"的思维

"应该""必须"的思维模式是指你倾向于用"应该""不应该""必须"的方式来描述任何事情，倘若事情不如意即会产生挫败感、生气、愤恨和不安。著名心理学家阿尔伯特·艾利斯将此称作"必须强迫症"，伯恩斯称之为"应该生活法"。这种思维模式不仅常见于焦虑症患者，而且大量地存在于中国式的教育中，把普通的事件道德化、上纲上线。下面这些"应该""必须"的思维模式就容易让人陷入焦虑和紧张当中：

"我应该总是微笑示人，不管自己感受如何"；

"我应该无所不能"；

"我必须是个'完美'的配偶、父母、朋友、雇员、学生……"

"我永远也不应该有生气、嫉妒这类消极的情绪"；

"我应该取得能带来社会地位和财富的成就"；

"我不应该那么容易受焦虑发作的影响"；

"我不应该感到害怕"；

"我绝对不能犯错"；

"我应该有能力把这事做好"；

……

如果你仔细地体会一下，就会发现，这种思维和陈述方式的背后也是完美主义倾向在作怪，充满着谴责或自责，会为你带来许多不必要的情绪紊乱。因此，假如你不希望被自己或他人的行为搞得情绪沮丧，那么就改变一下自己的期望，尽量接近现实，把"应该""必须"的思维和陈述方式改成"我希望""我觉得""我感到"就是一种不错的选择。

十、贴标签的思维

贴标签是指你给自己或他人以整体的负性评价。这类个体常用"我 / 他是一个……"这样的句式描述自己和他人。焦虑症患者常常给自己贴上如下的标签："我是一个不受欢迎的人""我生来就容易焦虑""我是个体质差的人"……

你仔细地体会一下，就会发现：当你给别人贴标签时，你难免会产生敌意；当你给自己贴标签时，难免会产生无能感。

其实，每个人的"自我"不可能和任何你做过的某件事情相等同。人的生命是一系列复杂的且永远变动着的思想、情感和行为之流。用禅学语言说，你像一条河，是"无常"的。正如下面这则对话所示。

来访者：我是一个如此焦虑的人……我只是不能忍受它！

治疗师：不要把自己当作一个焦虑的人，只是把它看作"焦虑升起"可以吗？

来访者：没办法！我是感受它的那个人。

治疗师：是的，但是那些是你感受到的所有吗？你总是感觉到它吗？在任何地方，你都可以感觉到它吗？

来访者：不……大多数是当我不得不在人们面前表演的时候。

治疗师：你现在的感觉是什么？

来访者：嗯，我感觉有点紧张……有点困惑……有点冷。

治疗师：这会让你成为一个冷酷的人吗？

来访者：不一定……

培养有利于焦虑康复的行为

从今天开始，我在家利用业余时间用彩笔涂鸦，因为前天我买了一本成人涂色绘本《秘密花园》，我要用五颜六色来填出五彩缤纷的世界，让世界充满和平，充满爱。晚上，我就开始了工作，不知不觉，一个小时很快过去了。可我的心一直在书本上，根本停不下来，心也跟着年轻了许多，像个孩子似的，在书本上寻找童年。记得我读小学的时候，我们只有蜡笔，并且颜色种类不多，我们画画课上得也不多。平时家人都说我没有艺术细胞，做事刻板。自从我患上焦虑症以来，包医生经常跟我说："什么时候放浪形骸一下试试。"我一直不明白他说的这句话是什么意思。在涂鸦过程中，我终于体验到了。

这是一位 46 岁的焦虑症患者在治疗过程中所写的心得体会。作为读者的你有什么感受呢？

作者在长期从事焦虑症治疗的过程中体会到，焦虑症的康复并不只是服一些药物那么简单，而培养一些能促进焦虑症患者康复的行为是不可或缺的。

下面介绍一些能促进焦虑症患者康复的行为。

一、学习一些放松身心的技巧

（一）渐进性放松训练

渐进性放松训练是对抗焦虑和抑郁情绪的一种常用方法，对处于焦虑症康复期的患者具有调养身心的作用。这种方法主要是通过机体主动放松来增强对自我控制，以达到降低机体唤醒水平，增强适应能力，调整因过度紧张而造成的生理和心理功能失调，从而起到预防及治疗作用。

以下是一个放松训练的指导语。刚开始练习时，建议严格按照指导语进行，待练熟后，可不必拘泥于此。

1. 选择一种舒适的姿势

在一张舒适的椅子上坐下，做一些细微的调整，最终让自己感到尽可能舒服，尽可能无拘无束，让思绪掠过你的肢体及双颊，感觉一下是否每个身体部位都是放松且没有束缚的，没有紧绷着的衣物，身体也没有不舒服。然后，再做一些必要的调整，让自己处于一种最舒服的状态。

2. 逐步放松身体的各个部位

"现在，让你的注意力从头顶漫游到头皮及前额，舒展头皮和前额的所有肌肉。任其自然，放松，舒展这些肌肉，让头皮舒服地躺在头顶上。再让这种放松弥漫到眉头、眼睑甚至是眼睛，让眼睛舒服地休息。继续让放松扩散，到双颊、嘴唇和下颌，让整个双颊变得舒服、放松；注意下巴，让支撑下巴的肌肉放松；任其自然。你会注意到，由于重力的原因，下巴会微微下坠，而嘴唇会稍稍分开。

"在放松脸颊时，也要放松舌头、喉咙和声带，让声音变得异常安静，而舌头则舒服地躺在嘴巴里。让放松继续扩散，漂流到头后方，让所有的肌肉顺着颈部垂向双肩，舒展颈部和肩部所有的肌肉。可以把它们想象成有很多小结的绳子，而你打开了这些结子。它们松散而柔软地垂下来，梳平它们，让它们自由、柔顺、宽松地垂在那里。

"继续放松双肩与颈，让放松感扩延到胳膊，放松上臂所有的肌肉，然后再到肘部和前臂，舒展开所有的肌肉，任其自然。

"放松手腕、手掌部所有的肌肉，再到指尖，让胳膊感到舒服和放松，让血液通畅地流到指端，并且意识到已经消除上肢与肩部的紧张感，血液流动得更加舒畅，更加轻松地流到指尖。

"继续放松头与脸、颈部、肩膀与上肢，同时将注意力转移到后背上部，顺着肩膀和后背上部，舒张开所有的肌肉，沿着脊背继续放松，下移到后背中部，舒展所有的肌肉，再移到后背下部，再以相同的方式移到腰部和臀部。

"让放松的感觉扩展到身体两侧，让围绕肋骨的肌肉放松，注意每一次呼吸的呼与吸，吸进的空气通过鼻孔向下，再向下进入到肺。当肺充满时，再将它呼出，让呼吸平稳、缓和而富有节奏。伴随着每一次呼吸，让自己完全陷到椅子中。让放松扩延到腹部、腰部，舒展胃部所有的肌肉，让胃部变得非常放松，仔细体会并注意这种放松的感觉。

"放松已围绕于臀部、腰部和骨盆的肌肉，让整个骨盆放松、舒展，继续让放松蔓延到大腿、膝盖、胫部、腓部和脚，使腿变得十分沉重，舒服的沉重与放松，再放松脚踝、脚跟和脚板——甚至到脚底与脚趾。随着腿部变得舒服，血液更加舒畅地流进脚趾，脚变得更加温暖。

"整个身体从头到脚趾都是放松的，平和而安静，内心极其平静。现在，随着每一次呼吸，让躯体再放松一点；随着每一次呼吸，让身体进一步深陷到椅子中，有一种舒服的沉重感和放松感。只有让身体得到彻底的休息，才能精神焕发，恢复活力。"

3. 注意事项

（1）这个方法虽然叫"放松训练"，但却需要集中注意力，注意力越集中，效果越好。因此，在练习时要时刻将注意力集中在指导语所指示的部位。

（2）许多练习者在练习初期容易分心，思绪万千。此时可以如此暗示自己："当大脑出现杂念时，没有关系，我可以很自然地将注意力再次集中到身体的感觉上来。"

（3）放松训练也是一项技能，需要反复练习，才能熟练掌握。在练习时不要强求完美，只要试着用心去做就可以了。

（二）锚定思维之船

像船在码头停泊一样，锚定思维之船是指把注意力固定在某处，培养不跟着感觉走的能力。常用以下方法：

1. 专注于呼吸

首先，坐在一个舒服的位置上，如靠背椅或是表面柔软的地板上。要是坐在椅子上，最好背不要靠在椅背上；坐在地板上，双膝最好能碰到地板。调整一下高度，直到你坐稳、坐舒服了。背挺直，保持一个舒服的姿势。如果坐在椅子上的话，就把脚放在地板上，两腿不要交叉。慢慢闭上双眼，深呼吸三次。之后恢复正常的呼吸，让你的呼吸自由进出，再轻松地将你的注意力集中在鼻孔的边缘。只注意呼吸进出的感觉：在吸完气即将把气呼出之前，有一个短暂的停顿，注意它，并且注意呼气的开始。在呼完气即将吸气进来之前，又有另一个短暂的停顿，同样也注意这个短暂的停顿。这表示有两次短暂的停顿，分别在吸气结束与呼气结束时。由于这两次停顿发生的时间特别短暂，你几乎察觉不到它们的存在。但是当你有正念时，就能注意到它们。

不要以言语表述或赋予它任何概念，只要注意呼吸的进出即可，不要说"我吸进""我呼出"。当你集中注意力在呼吸上时，忽略任何思维、记忆、声音、香气与味道，只专注于呼吸，排除其他任何事物。

开始练习时，尽管很努力地把注意力维持在呼吸上，但心还是容易跑开。可能会跑向过去的经验，突然间，你会发现自己回忆起以前去过的地方、遇见过的人、久未谋面的朋友及以前读过的一本书，或者昨天吃过的食物的味道等。当你注意到你的心不在呼吸上时，马上以正念将它拉回，并把它安顿在那里。不久，你可能会再次分心，想起该如何付账单、洗衣服、买杂货、参加一个派对、计划下一次休假等。当你注意到你的心不在你的对象上时，马上像"手牵牛绳牧牛"一样把它拉回到当下的呼吸中。

2. 像树一样站立

（1）靠近一棵树，以树的姿态站立着（最好赤脚），寂然不动；感觉你的足部长出根，往地下延伸；感觉你的身体轻摇，一如它向来如此，像树木一样在风中摇曳；留在原处不动，与出入息联系着，啜饮你面前的一切；也可闭上双眼并感受周遭环境，感觉离你最近的树，聆听它，感觉它的存在，用身与心探触它。

（2）利用出入息帮助你停留在此时此刻……感觉自己身体的站立、出入息、存在，一时又一刻。

（3）当心和身开始暗示自己该继续向前了后，尽量以这样的姿势再站久一点，想着这些树都站立许多年了，幸运的话，也都经历好几个人生了。看看它们能否给你启发，了解寂静和联系的意涵，毕竟，它们用树根和树干联系大地，用树干和树枝联系空气，用树叶联系阳光和风，站立之树的每一部分都诉说着联系。

（4）自己试验一下这样站着，时间短也可以，努力与皮肤上的空气联系起来，与脚底接触大地的感觉、世界的声音、光影色彩的舞动、心的舞动都联系起来。

（5）这种方式可以推广到日常生活中，在河畔、客厅或等车的时候，你就像树木一样站立着，让觉知回到自己的呼吸或躯体感受上；独处时，你对着天空打开手掌，以不同的姿势伸出手臂，像树枝，也可以像树叶，易于亲近、开放、接纳。

（三）正念活动放松法

1. 光脚或穿着袜子站立，双脚分开与胯等宽，膝盖不要闭锁，一边的双脚可以微微弯曲，双脚相互平行。

抬举双臂

2. 吸气时，缓慢而专注地向身体两侧抬起双臂，与地板保持平行。然后，呼气，再继续吸气，抬臂，动作缓慢，意念专注，直至双手超过头顶。双臂移动时，注意你是否能充分感觉举起双臂并保持伸展状态的过程中肌肉的动作。

3. 按呼吸的自然节奏顺畅呼吸，继续双臂上举，指尖轻轻地推向天空，双脚稳稳地立于地板。用一点儿时间感受肌肉和关节伸展的感觉，包括身体的任何部位：从双脚、双腿向上，穿过躯干和双肩，让意念转移到胳膊、手掌和手指。

4. 让伸展姿势保持一段时间，观察呼吸的变化，让气息自由地进出。

保持伸展姿势的同时，以开放的心态接受每次呼吸时身体的感觉并感受任何的变化。如果感到压力和不舒服感增强，同样以开放的心态接纳这些症状。

5. 在某个时间点，当你准备好以后，慢慢地——非常缓慢地——在呼气时，放下双臂。动作要缓慢，同时注意肌体感受的变化，甚至包括衣服在肌肤上的移动。聚精会神地跟踪身体的感受，直至双臂完全放下，从肩膀自然下垂。

6. 如果你的双眼刚才是张开的，现在你可以闭上。完成这一系列动作后，将注意力放在呼吸的运动和身体各部位的感觉和感受上，或许还能察觉伸展之后产生的效果。

"摘水果"

7. 睁开双眼，集中意念，顺次伸展每只胳膊和手掌，就好像在从一棵树上摘高处的水果一样。当你抬头向手指以外看去时，认真体会身体各部分的感觉。伸出手臂时，让对侧的脚后跟离开地面，注意从伸展的手指穿过身体一直到对侧脚趾的感觉。完成伸展动作后，让离开地面的脚后跟再回到地面，然后放下手掌，双眼跟随手指收回，同时观察手指的颜色和形状。最后，让面孔恢复至端正状态，闭上双眼，感受伸展产生的效果及呼吸状况，再伸出另外一侧的手臂，重复摘水果的动作。

侧弯

8. 缓慢而专心地将双手放在胯部，让整个身体向左侧倾斜，同时胯部向右侧移动，使身体形成一个大曲线，从双脚到胯部和躯干形成一个新月形状。假设做此动作时，你的身体前后有两面大玻璃，确保身体在一个平面内，不要前倾或者后仰。然后，在吸气时恢复起初的站立姿势，接着呼气时再次慢慢弯曲，再向反方向形成曲线。你的弯曲程度并不重复（即使原地不动都没关系），重要的是你在身体移动时的注意力，这个伸展练习给你带来了什么效果。

转肩

9. 让双臂被动下垂,转动双肩。首先,让肩膀向耳朵方向尽量抬起,向后,就好像你希望将肩胛骨拉到一起一样。接着,让肩膀完全恢复到自然状态,之后将肩膀向身前尽力挤压,好像双肩要相互接触一样。根据呼吸频率决定转动肩膀的速度,在吸气时做一半动作,呼气时做另一半动作。应以尽可能顺畅和专心的方式,按这些动作继续"转动"肩膀,先沿一个方向,然后再向反方向转动。

10. 完成这一系列动作时,静止一会儿,注意身体的感觉。然后,再进入下一个练习——坐禅。

(四)冥想放松法

冥想放松法是,将注意力转移至悠闲、轻松的想象空间和感官经验,使呼吸和心跳减缓、肌肉放松、手脚温度上升,使身心达到轻松愉快的状态。在整个放松过程中,始终保持深慢而均匀的呼吸,要能体验随着想象有股暖流在身体内移动。其内容可以千变万化,既可以是真实的、具体的,也可以是天马行空的。下面的冥想练习方法可供参考:

首先,选择一个清净的地方,要保证没有他人的干扰,也没有嘈杂的声音。坐着、站着均可。

然后,播放一段喜爱的轻音乐,如轻缓的钢琴曲、长笛曲等。带着愉快的心情,想象一个轻松愉快的场景。你一边听自己的呼吸声,一边想海潮涌动,这会提高放松的程度。体会海的气息,想象海浪正随着你呼吸的韵律,轻柔地拍打着海岸。每一次呼气,海浪都会将你的紧张情绪席卷而去……遥望海边的白云,你会感到轻松,很轻松,仿佛自己离白云越来越近……越来越近……渐渐地……渐渐地……自己仿佛像一朵白云……慢慢地飘起来……飘起来……飘离地面,漂浮在半空中。你抱着洁白的云朵,像抱着枕头和棉被,像在做一个美梦,觉得手很轻松,手飘起来了,脚很轻松,脚也飘起来了……

（五）其他放松法

1. 面向墙站直，离墙 60 厘米，用双手抵墙，身体与墙形成三角，然后全身用力推墙；起来后，伸个懒腰，使尽全力将双臂伸向天空，用右手抓住左胳膊肘，全身慢慢向右抻，直到肌肉感觉舒服为止，然后换左手。挺肚子，身体慢慢向后倾，头稍稍向后仰，双臂肌肉放松，深吸一口气，用双臂紧紧地抱住自己，然后突然用嘴呼气，挥动双臂，像要飞翔一样。这个动作重复 3 ~ 4 次。要精力充沛地进行，全身出透汗，然后洗个热水澡，体验那种酣畅淋漓的感觉。

2. 两脚分开，相距大约 75 厘米，向下弯腰并且朝着脚尖伸展你的手臂。如果能摸到脚尖，很好；如果不能摸到脚尖，也不要担心。感受你的肌肉伸展以及血液向下流动，逐渐站直并且向外和向上举起手臂，做出一个 V 字形状并深深地吸气。当完全站直并向上伸展胳膊时，屏住呼吸 10 秒钟，然后把胳膊继续伸展，再慢慢放下。深深地呼气，呼出尽可能多的气体。一旦手臂落到形成一个倒 V 字形状，再重复两次整个过程。

二、养成运动的习惯

由于焦虑症患者常感到疲劳、虚弱以及各种各样的躯体症状，患者和家属甚至部分医护人员认为，得了焦虑症就要休息静养，避免运动。虽然医学文献也告诉我们，少量患者在运动期间会出现惊恐发作，但绝大多数患者得到与此相反的效果。从 1960~1989 年间国外公布的 104 项运动与焦虑的关系的研究结果看，运动可以缓解焦虑。新奥尔良奥克斯纳诊所基金会的两位医生 Carl Lavie 和 Richard Milani 在《新英格兰医学杂志》上发表了他们的研究结果，称"体育锻炼可以使焦虑症状的发生率减少 50% 以上"。心理学家 Keith Johnsgard 是长跑运动员，他发现，在运动前提下进行认知治疗可以得到特别显著的效果。纽约大学神经学家 Joseph LeDoux 在《美国精神病学杂志》上发表一篇名为《行动起来：主动应对，战胜焦虑》的文章，他认为，无论引发焦虑的是怎样的危险和困难，都不应该"像胎儿般蜷缩在那儿"忧心忡忡地发呆，等待着焦虑的自动消退，而是要主动应对。也就是说，焦虑来临时，要以"做点什么"来应对。哈佛大学精神医学专家 John Ratey 发现："运动的作用就像百忧解和其他大多数抗抑郁药物以及抗焦虑药物一样。"总之，运动是我们应对每天生活中各种焦虑形式的简易方法。

下面将从两个角度来介绍焦虑症患者的运动疗法。

（一）治疗作用

1. 运动可起到"锚"的作用

运动能让焦虑症患者的心思集中到另一件事上，而不是整日漫无目的地"浮游"或担心下一次惊恐发作。有研究表明，焦虑的人对任何有针对性的消遣方式都有很好的回应，如静坐、深思、阅读或与大家共同进餐。不过运动抵抗焦虑的持续时间更长，而且还能提供已知的其他效果。

2. 运动可缓解肌肉紧张

运动具有像 β–受体阻断剂一样，具有打破循环的作用，它中断了从身体传向大脑的、有增加焦虑作用的消极反馈循环。Herbert De Vries 于 1982 年的研究表明，焦虑症患者的肌肉纺锤体内有过度活跃的电子信号模式，而运动可以缓解那种张力（就像 β–受体阻断剂一样），他称之为"运动的镇静作用"。他发现，无论是状态焦虑还是特质焦虑，运动都可以缓解肌肉张力，从而减轻焦虑感。

3. 运动可产生有镇静作用的化学反应

当肌肉开始工作时，身体分解脂肪分子，并激活它们释放脂肪酸进入血液中。游离脂肪酸与人体内的八种氨基酸之一的色氨酸争夺转运蛋白上的结合位点，并以这种方式增加血液浓度。为了达到同等浓度，色氨酸强行通过血管屏障进入大脑。一旦进入大脑后，色氨酸就立即成为制造血清素的原材料。除得到色氨酸的补充外，伴随运动产生的更多脑源性神经营养因子（BDNF）提高了具有镇静作用并增强安全感的血清素水平。

运动还能触发 γ‐氨基丁酸（GABA）的释放，而 γ‐氨基丁酸是大脑主要的抑制型神经递质（也是大多数抗焦虑药物的主要目标）。在细胞层面上，正常浓度的 GABA 对终止焦虑的自证预言（self‐fulfilling prophecy）至关重要——它中断了大脑内强迫性的反馈循环。

此外，运动引起心跳加快后，心肌细胞产生一种叫心钠素（ANP）的分子，它可以抑制过度兴奋的状态，而且 ANP 还是我们身体用来调节应激反应的重要工具。"医学之父"希波克拉底提出："情感皆由心生，医治心理症状还需从心开始。"中医素有"心藏神""心为君主之官"之说。现代研究在某种角度证实了这一观点。有一项针对心衰者的研究表明，体内 ANP 水平最高的患者，其焦虑感最低。2006 年，德国有一群神经精神病学家研究了 ANP 是否是让有氧运动发挥镇静作用的关键因素，结果发现 ANP 的浓度增加时，焦虑和恐慌情绪也减轻了。施特罗指出："心钠素或许是心脏与焦虑行为之间的生理连接。"

4. 运动提供了积极的关联

焦虑症与其他障碍的不同之处在于它的生理性症状。由于焦虑激活了交感神经系统，因此，当你感觉心跳和呼吸加剧时，这种觉知可以触发焦虑或一次惊恐发作。有氧运动本身就存在这些相同的症状，但却是有益的。所以，一旦开始把焦虑的生理症状与某种积极行为、某种主动发起并可以控制的行为相关联，那么恐惧的记忆就会衰退，而新的记忆会逐渐形成。我们可以把这些症状当成生物学上的一个诱饵或开关——你的头脑正期待一次惊恐发作，但不同的是，它最终停留在对这些症状的积极关联上。

5. 运动可改变神经回路

借助运动激活交感神经系统，我们就可以摆脱被动焦虑等待的困境，从而阻止脑中"警报器"——杏仁核的失控运作，阻止它不断强化对周围事物充满危险的想法。当我们用行动来回应时，反而可以沿着杏仁核的另一条通路传递信息，由此就能开创出一条安全旁路，养成一种好习惯。此外，在改善警报连接系统的同时，我们也在积极地学习一种与以往不同的现实。

6. 运动让我们自由

处于焦虑中的人很容易自我束缚，要么"像胎儿般蜷缩在那儿"，要么找个地方躲避世界。从某种程度上说，任何一种焦虑症都像一个陷阱。与之相反，运动起来，主动选择为自己做些事情，这样我们就自由了。

（二）运动方案

有研究显示，有氧和无氧运动，尽管都有心理改善的作用，但无氧运动不能减轻焦虑。Morgan（1987）做了一系列实验研究，最后他指出，只有在强度为最大心率的 70% 时所从事的锻炼，才能有效地降低焦虑。太低强度的锻炼，对于降低焦虑并没有明显的作用。但也有研究认为，剧烈的体育活动（如跑步）和非剧烈的体育活动，对患有焦虑症的个体均有降低焦虑的作用。我们认为，焦虑症患者可以根据自己的身体状况参考以下方式进行运动。

1. 选择好运动项目

体育运动的方式多种多样，当决定采用体育运动的方式来调治心理疾病的时候，要优先选择以下几种运动项目：一是令自己特别喜爱的运动项目，因为兴趣是导师，易于使自己坚持下去，同时也能产生更好的心理效应；二是自己比较熟悉的、感觉有趣的且有足够的能力去完成的运动项目，因为它能有效地增强自信心，减少焦虑，使心情愉快，形成良性循环；三是能改善人际关系的运动项目，便于和他人形成亲密的关系。

此外，选择运动项目时还应考虑自身的生理、职业等特点。如老年人和体弱久病的患者，因生理机能减退、抵抗力下降，应选择步行、慢跑、气功、太极拳、交谊舞等。女性要考虑妊娠、分娩、经期等特征，这期间不宜选择强度较大的项目，如跳绳、划船、打篮球等运动。脑力劳动者，因用脑频繁，可选择爬山、长跑、打拳、游泳、滑雪等项目，既可以消耗体内多余的脂肪，又可以明显改善人体的循环、呼吸系统功能，促进脑细胞发育。总之，选择运动项目应结合自己的身体条件，有针对性地选择，以便能自觉锻炼，循序渐进，持之以恒。

2. 掌握好运动的强度

心理学研究表明，运动的强度明显影响着运动的心理效应。大多数的研究者认为，中等强度的体育运动能取得较大的心理效应。如 Berger 等研究发现，有规律地从事中等强度的锻炼（最高心率为 60% ~ 75%），能够改善患者的情绪状态，如焦虑、抑郁、紧张和疲劳，相反，强度大的锻炼却可能增加紧张、焦虑等消极的情绪。一般来说，中老年人、体弱者，其心率应控制在 100 ~ 120 次 / 分钟。当然，为保证每个患者都能安全有效地锻炼，心率还应根据个体情况进行调整。

3. 把握好运动的时间

运动时间的长短也会直接影响治疗的效果。也就是说，如果选择强度大的体育锻炼，如快速 100 米跑（典型的强度大无氧状态下的运动），那么锻炼的时间要相应短些。而中等强度的体育锻炼，每次运动的时间至少要 20 ~ 30 分钟，小强度的体育锻炼则至少要 60 ~ 90 分钟。有研究表明，若持续运动的时间过长，则不会产生良好的心理效应。

4. 安排好运动的频率

运动频率是指每周运动的次数。初期练习，如果焦虑症患者有足够的时间安排，那么每天练习，则效果较好，易养成良好的锻炼习惯，在心理上形成对运动的良好感受，这对心境的改变至关重要。当患者病情稳定之后，可以每周安排锻炼 3 ~ 5 次，间歇进行，可取得最佳的心理效果。然而，每个患者的情况有别，最好同时考虑年龄和身体状况，循序渐进地进行。

只有在保持一定的运动量、强度和运动时间的条件下，才能形成良好的心理效应。

三、行为重塑

行为重塑是指以行为学习理论为指导，按一定的治疗程序，来消除或纠正人的不良行为的一种心理治疗方法。这种方法对治疗恐惧症非常有效。有关行为重塑的方法有很多，下面仅介绍在焦虑症治疗中常用的模仿疗法、系统脱敏疗法、暴露疗法。

（一）模仿疗法

模仿疗法是由班杜拉首先倡导的。他在实验中观察到，怕狗的儿童在示范者的表率作用下易于消除恐惧，敢于逐渐接近狗。但如果没有人示范，尽管你告诉儿童，狗是如何温顺驯良，他们依然不敢接近狗。班杜拉的观察学习理论认为，人类有很多行为是通过模仿建立起来的。可以通过先示范，然后让患者模仿的方式，培养和塑造其正常行为。

模仿疗法可应用于多种行为障碍，如恐惧症、儿童的学校恐怖和社交性焦虑等，以儿童集体治疗效果为最好。

（二）系统脱敏疗法

系统脱敏疗法又称交互抑制式疗法，是由南非心理学家 Wolpe 首创。他依照行为学派的观点，发现人的一切行为、习惯都是学习的结果；不良行为、习惯是错误的学习和不良强化的结果。因此，治疗神经症可通过设计良好的环境，施以积极的良性强化来达到消除不良行为的目的。

系统脱敏疗法主要用于治疗各种恐惧症，使患者在放松状态下，通过接触恐惧对象（包括实际的或想象的）来克服焦虑和恐惧情绪。

系统脱敏法包括三个步骤：学会放松、建立焦虑事件层级、实施脱敏。

具体操作步骤如下：

1. 放松训练：具体做法可参照上文内容。

2. 建立焦虑事件层级：设计焦虑事件层级表，犹如爬楼梯，"一步步地上去"比"一下跳到顶上"要容易得多。在建立层级表前，先确定一个最平静的相关情境或事件，它表示焦虑程度的分值为0（又称"主观干扰程度"，缩写为SUD）。这一事件称为控制事件，在焦虑层级表中一般不写出来。接着确定一个令患者最为焦虑的情境或事件，指定分值为100分，以这两个事件为基准，分别估计每个事件的焦虑程度值。最后，把各焦虑事件按主观程度由弱到强进行排列，两个相邻焦虑事件之间的层级差约10分，建立起"焦虑事件层级表"，见下表。

3. 实施脱敏：先从最轻的焦虑事件开始，然后由弱到强，逐级脱敏，直到最严重一级的焦虑事件脱敏成功，这一阶段方可结束。它包括想象系统脱敏和现实系统脱敏。

焦虑层级表

步骤：
1. 选择一个令你焦虑的事件：选择你想要面对的那个。
2. 建立层级表中的第一项：必须面对一个事件。①它几乎不怎么困扰你（尽可能详细地把这个事件写下来，并把影响焦虑程度的特定参数记下来，例如，对于害怕驾驶的人来说，参数包括驾驶的距离和交通堵塞的程度）；②使用SUD对这个事件进行评分并记录分数，如果你在面对这个最初层级时仍感到紧张，那么建议你设置一个焦虑程度更低的等级。
3. 建立层级表中的最后一项：完成这个步骤，你必须想象一个使你感到最强烈、最难以面对的事件。①把这个事件写下来；②用SUD进行评分。
4. 创建大于6个SUD不同层级的事件：把这些事件详细地写下来，一般来说，一张层级表有8~12项，通常至少要有6项才足以进行层级排列。
5. 对层级表的项目进行排列：在两个极端里，按照升序把不同等级的场景进行排列。

（三）暴露疗法

暴露疗法的作用机制与脱敏疗法刚好相反，是让患者直接面临最恐怖的情景，达到快速消退症状的目的。常用于治疗恐惧症、焦虑症等。暴露疗法避免了系统脱敏疗法繁琐的刺激定量和焦虑等级设计，尽可能以最迅猛的形式引起极度的恐惧反应，然后恐惧反应迅速减弱，直到完全消退。当患者再度暴露在特定的场景时，就不会再产生恐惧和焦虑了。

出现上述结果可能存在两种机制：一是强迫患者置身于极度恐惧情境后，并未发生更严重的伤害后果，使患者产生后果无害化的认识，突然领悟到"不过如此而已"，故不再惧怕此类情景。二是恐惧、焦虑症状不可能持续高水平地发展下去，呈现出开始、高峰、下降的规律，最终对最大的恐怖情境不再产生大的反应。

暴露疗法的实施，应注意下列事项。

1. 要详细地体检，排除心脑血管疾病、重性精神病及其他严重的躯体疾病，避免因强烈的心理刺激而诱发和加重其他疾病。

2. 要向患者说明治疗原理和方法，采取自愿的原则，并签约合同为证。

3. 在实施治疗前，准备好苯二氮草类和普萘洛尔等药物，以防出现持续的紧张、焦虑状态。

4. 在实施治疗的过程中，患者可能会出现惊叫、失态、气促、心悸、出汗、头晕目眩、四肢发抖等症状，医师应密切观察。如患者出现闭眼、耳塞、回避行为，医师应及时停止治疗，并且给予患者心理支持。当患者的心理和生理反应已过高峰期后，则会呈下降、消退趋势。当患者表现对刺激物不再紧张、精疲力竭时，可持续暴露于特定的情景下5～10分钟，力争达到最佳治疗效果。

暴露疗法一般进行1～4次，每日1次或隔日1次。有些患者可达到立竿见影的效果。该疗法的缺点也是显而易见的，可能会引起患者痛苦，或加剧恐惧反应，而且存在伦理学问题，应谨慎使用。

焦虑症的森田疗法

来访者，男性，27岁，职员。初中时，有一次在课堂上回答问题时出错，当时周围同学发出笑声，他以为是在嘲笑自己，出现紧张、脸红、心悸、讲话结巴的症状。对于一贯表现优秀的他来说，这是无法接受的。他认为，一个优秀的人，不应该犯错，应该从容大方、情绪平静；不应该有丝毫的紧张，更不应该出现脸红、结巴等没有出息的行为。从那以后，他就在与人的交往方面开始出现问题，例如，不敢交朋友，有陌生人的场合不敢说话，尤其在公众场合讲话时会出现心悸、脸红、结巴、出汗的症状，拿东西时手也发抖。如果是他认为重要的场合，这些症状就会更严重。而预期性焦虑会使他在事情发生很多天以前就开始紧张。

他参加工作后，需要经常与人打交道，这更加难以适应，自感压力很大。在特定的场合来临之前，还有很多天就开始焦虑，想控制情绪，但经常适得其反。越想控制，症状越明显。他一直致力于消除症状，例如，在参加活动之前，不断给自己打气，告诉自己要勇敢，没什么好害怕的；骂自己没用，立下一定要克服羞怯的志向，还参加过口才训练班；成功、励志方面的书读了20本；他还收集了许多医学、哲学、心理学方面的资料和格言，企图找到解决的方法。在上述方法失败后，他看过精神科医生，养成在出席重要场合前，先服用心得安、安定等药物的习惯。这些药物的确可以减轻心悸、脸红等症状，但他又担心长期服用会上瘾，并且会有副作用。

他经朋友推荐来到台州医院心理卫生科就诊。在详细了解他的情况之后，治疗师建议他接受森田疗法进行治疗。在犹豫了几分钟之后，他说："也只有死马当活马医了。"治疗师与其约定每周见面1次，初步预定3个月的治疗时间，每次1小时左右，非治疗时间要求他恢复工作，正常上班。随后，治疗师围绕着森田疗法的核心原则——"顺应自然，为所当为"，结合来访者的具体情况，与来访者共同制定了治疗方案。

经过 3 次治疗以后，他有了明显的进步，人际交往的能力有了明显改善。他开始主动建立正常的人际关系，如自然且主动地与同事进行交往，主动与陌生人打交道，心悸、脸红、结巴等症状也在逐步减轻。经过 10 次治疗后，他基本上摆脱了焦虑症状的困扰。

森田疗法是由日本著名心理学家森田正马博士创立的一种基于东方文化背景的、独特的、自成体系的心理治疗理论与方法。它与西方的精神分析疗法、行为疗法等有着同等重要的地位，是国际上三大心理治疗支柱之一。

实践证明，森田疗法是用于心理治疗的优秀疗法，对人生向上的生活也有着极大的指导意义。我们的体会是，如果体验人生的意义和价值成了一个人随时随地的生活目标，那么这个人的心理便没有神经症（焦虑是神经症的主要表现）的立足之地。下面简要介绍其疗法。

一、基本理论

（一）疑病素质学说

所谓疑病就是疾病恐怖，担心自己患病。其实，担心有病本来是人类对生存欲望的反应，存在于所有的正常人中。但是，当其强度过分时，就开始形成一种异常的精神倾向，渐渐地呈现出复杂、顽固的神经质症状。一旦病症固定下来，就难以自拔。疑病素质直接与死亡恐怖的各种症状有关，如不想生病、不想死、想长寿；想更好地活下去，不想被人轻视；想被人认可，想被人称赞；想拥有更多知识，想学习，想成为比别人强的人，想幸福无比；想向上发展，想生活和人生都顺利。

神经质症患者是一种内向型气质，偏重于自我内省。对自己躯体方面或精神方面的不快或异常、疾病等感觉特别注意而过于忧虑和担心，形成疑病。认为自己虚弱、异常、有病，并为此发愁。这种倾向有的是受幼儿时期的教养条件或生活环境影响，有的则是机遇性因素，即由精神创伤而导致。

总之，森田认为神经质症发病的真正原因是个体的疑病素质。

（二）精神交互作用学说

森田认为，疑病素质导致神经质症形成的机制是它引发的"精神交互作用"。所谓精神交互作用，是指因某种感觉偶尔引起对它的注意集中和指向，这种感觉会变得敏感，使注意力进一步固定于此感觉。感觉与注意力彼此促进、交互作用，致使感觉更加敏感，形成恶性循环。

神经质症患者常被封闭在主观世界中，并为之苦恼。在这种状态下，容易产生预期焦虑或恐怖。由于自我暗示，注意力越来越集中和狭窄，导致症状固着和苦恼加剧。

（三）神经质症的发病机制

根据以上两种学说，神经质症的发病机制大致如下：有疑病素质的人，由于某种诱因，注意力集中于自己的身体或精神变化。由于注意力的集中，感觉就越敏感，注意力也越来越集中，并固定下来，产生症状。其中疑病素质是根源，而精神交互作用对症状发展起着重要作用。

二、治疗方法

（一）住院治疗

住院治疗主要是借助住院后环境改变这一方便条件，让患者按照一种特别规定来安排生活。这种生活有助于切断精神交互作用，体验顺应自然的生活态度，住院治疗分为四期：

第一期为绝对卧床期。要求患者一个人在一个病室内，除吃饭、洗脸和大小便外，禁止会客、交谈、看书报和电视等一切活动，只能独自静卧。主要目的是在安静的环境中，使患者疲劳的身心得到休息，培养患者对焦虑症状的忍耐力，体验烦闷心境和解脱的过程，激发活动的欲望。持续时间约一周。

第二期为轻作业期。仍然对患者的活动有所限制，禁止谈话、交际和游戏等活动。卧床时间每天必须保持 7 ~ 8 小时，白天要求到户外活动，接触好的空气和阳光；晚上写日记，进一步确定患者的精神状态以及对治疗的体验。有时也做一些简单的劳动，目的是恢复患者精神上的自发性活动。治疗时间为 1 ~ 2 周。

第三期为重作业期。要求患者做一些较重的体力活，可以阅读一些内容轻松的书籍，继续写日记，仍然禁止交际、游戏、无目的散步等活动。在不知不觉中养成对工作的持久耐力，有信心的同时反复体验工作成功的乐趣。让患者自然而然地不再与其焦虑症状做强迫性斗争，让症状自然消失。治疗时间约为 2 周。

第四期为社会康复期。允许患者外出进行一些有目的的活动，在实际环境中巩固前三期获得的体验。使患者洞察到自己存在顺其自然的常态，从根本上促发其自然治愈力。治疗期为 1 ~ 2 周。

（二）门诊治疗

门诊治疗多用于症状较轻的患者，以定期门诊的方式进行。治疗以言语指导为主，要求患者原原本本地接受内心浮现出来的思想和情感，充分体验其感受。将一切思想、情感都看作是自然心态，全面接受并肯定其存在，不做任何价值判断。患者悟出这些道理后，要求他逐渐进入现实生活，从当前面临的每件小事做起，学会处理身边事物，摒弃患得患失的观念；凡是自己能做的事，绝对不让别人代替。

三、常用术语

在森田疗法的理论及治疗实践中，他使用了一些特定的术语。这些术语对治疗起着极其重要的指导作用。现将森田疗法中常用的术语解释如下。

（一）顺其自然

对出现的情绪和症状不要在意，要着眼于自己应该做的事情。"既来之，则安之"。对自己的症状和情绪学会自然接受，坚持去做想做的事情。如果出现情绪不安，那么任凭这种情绪去支配行动是不可取的。

（二）欲想一浪平一浪，反而逐波叠浪高

意思是说，若想用一浪去平息另一浪，反倒会出现更多的波浪，而且会更高，根本压不下去。如果想要极力去消除症状，结果会接二连三地出现新的症状，最后弄得不可收拾。不但原来的烦恼去不了，而且会增添新的烦恼，有如"祸不单行，福无双至"。所以，不要强行控制焦虑念头，要主动去"做点什么"有意义的事；不要光想着治病，要把治病看成一件小事。

（三）外表自然，内心健康

意思是说，只要像健康人一样地生活，你就能健康起来。不要总把自己当成病人，啥事也不做。不要认为先消除症状、改善情绪，然后再恢复到健康的生活，这样做永远不可能有健康的生活。对情绪的好与坏，不要去理会，要像健康人一样去行动，这样，不好的情绪也就自然而然地变成健康的情绪了。

（四）恐怖突发

你越是想要摆脱恐怖，恐怖的心理就越发厉害。这就如同深夜中，一个人步行在一片墓地里。如果你怀着恐怖的心情、硬着头皮走下去，恐怖感就会被驱走；如果因过分害怕而吓得扭头跑回来，那么恐怖心情会大大加剧。因此，在产生恐怖时要毫不退缩，宁可有恐怖心理存在。再如怕狗之人，如果见狗就跑，那么狗可能越是把你当贼去追，结果是你和狗都跑得筋疲力尽；如果你看见狗不跑，那么很可能狗也只是在不远处看着你，不久还可能和狗成为朋友。

（五）以情绪为准则

是指重视情绪的生活态度。情绪本来不受自己的意志所支配。这种看重情绪的生活态度是神经质者所共有的。森田疗法要求我们"对于不受意志支配的情绪不必理睬，让我们重视符合自己心愿的行动"。当患者认为自己有病，并对疾病感到有精神负担时，医生要告诉他："这不是疾病，只是一种情绪。"

（六）以行动为准则

是和以情绪为准则相反的生活态度。唯有行动和产生的成果才能体现一个人的价值。一个人，即使想法有多么高尚，若是偷了他人的东西，那就是盗贼；反之，即使他想做坏事，但没有去做，还帮助别人，那么就会被看成是好人。舆论的评价就是如此。这就是"与其想，不如做"或"想归想，做归做"。重视情绪不如重视行动。从这个意义上，森田主张对情绪要"既来之，则安之"，要有为实现既定目标去行动的生活态度。

就焦虑或恐惧症状而言，回避焦虑不可能使问题得以解决，担忧得以消除。我们要在焦虑刺激的状态下，去做胜败未卜的追求或探索。只要坚持去做，到一定程度，就不会产生焦虑了。

（七）唯事实为真实

意思是"只有事实才是真实的"。它是与以情绪为准则相对应的词。对无能为力的客观事实，要承认自己无能为力。就精神焦虑或恐惧症状而言，我们需要本着实事求是的态度去分析，排除主观上的"假"，辨明客观上的"真"，使主要精力不耗费在虚假的幻想上，而是投入在我们应该做的事情上，你会渐渐地发现，原来在很多方面都是我们自己吓唬自己，而不是焦虑事件本身。换句话说，我们需要培养"如其所是"看问题的习惯。

焦虑症的内观认知疗法 / 正念疗法

王女士，26 岁，教师。因在当众演讲时出现恐惧症状来台州医院心理卫生科求治。经了解，她在讲课前会有身体不适、颤抖等症状，严重时会出现呕吐。用她自己的话说，"当众演讲比死亡还可怕"。她的这种恐惧开始于小学时的一次演讲。在那次演讲中，她出现战栗并哭着跑下舞台，此后这个恐惧症就一直折磨着她。她曾经临时服用过心得安和劳拉西泮药物控制症状。有时有效，有时无效，希望寻找其他的方法来解决这个问题。否则，只有考虑换职业了。

她接受了治疗师所推荐的正念疗法。在积极训练正念呼吸、正念走路、正念听声音等方法之后，她开始练习慈心禅。当她开始对恐惧产生好奇时，她意识到自己害怕被评价、被人发现能力不足。原来她的父亲是一个才华横溢、专横、多变的男人。在她成长过程中经常被父亲挑剔——无论她多么努力，取得什么样的成就，都会被认为不够好。就这样，在王女士的潜意识里，听众是一个严厉而又挑剔的父亲，会嘲笑和贬低她说的每句话。

治疗师建议她在开始演讲之前，先做几次观呼吸，然后在心里发送慈心给课堂里的每个人——愿你平安、愿你健康、愿你内心安宁、愿你轻松自在。在每次讲课前练习这些语句，帮助她理解自己的恐惧症是来自她与父亲的关系，并且只是头脑中的念头，而不是事实。帮助她理解她的经历影响了她对自己的评价，以及她与别人的相处模式。

就这样，她的焦虑感降低了，开始更清楚教室里的情况——一些学生正在专心听讲，一些学生在做小动作，一些学生在打瞌睡。她已经学会了顺其自然，能做到不将所有的问题都归结到自己身上，并且认识到不必成为十全十美的演讲者，有焦虑感也是正常的。她还发现，只要在焦虑感升起时练习正念，发送慈心给她的听众，焦虑一般会在几分钟内平息。

这是一位焦虑症患者实践内观认知疗法 / 正念疗法的收获。

所谓内观认知疗法 / 正念疗法，它根植于东方文化中的"内观禅修"，通过训练人学习"平心静气"地去觉知及观察自己的心智活动（mental activities）的生（产生）、住（停住）、异（变化）、灭（消失）的过程，使人明白自己的心智活动的本质及缘起，进而改变情绪状态和认知功能。

在 20 世纪七八十年代，正念禅修被介绍到西方，为心理学界所注意，经过乔·卡巴金（Jon Kabat-Zinn）等学者的系统研究，渐渐地改良和整合为当代心理治疗中最重要的概念和技术之一，成为调养心身，以及治疗焦虑症、抑郁症及其他心理疾病的有用工具。

2007 年，美国国家卫生统计中心发布的调查结果显示，过去的一年中共有超过两千万美国人练习正念。调查人员得知，修习者进行这种练习是为了提高整体健康水平，缓解压力、焦虑、疼痛、抑郁和失眠，或者应对心脏病和癌症等慢性病及其带来的精神压力。

我们已开展内观认知 / 正念疗法多年，发现该疗法非常适合焦虑症的治疗。下面进行简要介绍。

一、运用内观认知 / 正念疗法治疗焦虑的原理

从事过内观认知 / 正念治疗的人都知道，在焦虑症的治疗过程中，如何有效地处理焦虑症患者头脑中喋喋不休的自我对话 / 自动思维，帮助他们从这种心理状态中解脱出来，成为治疗的关键。

运用内观认知 / 正念疗法，让参与者学会如何从一种心理模式中（行动模式）解脱出来并进入另一种模式（存在模式），学会"正念"地、"智慧"地活在"此时此地"之中的技巧，这样就会减少焦虑发作的可能性。

二、对焦虑症患者进行内观认知 / 正念操作的步骤

对焦虑症患者进行内观认知 / 正念操作主要涉及下面四个态度 / 能力的培养。

（一）接纳一切和不做评判的态度

通常情况下，无论是现实中遇到的各种关系问题，还是躯体病痛、情绪和思维困扰等内在问题，一旦产生，你就会很容易被它们迅速侵袭，并在大脑自发的"行动模式"影响下作出相应的反应，导致情况变得糟糕。例如，就慢性疼痛而言，努力地去减轻疼痛很有可能不会奏效，就像你试图努力使自己放松下来反而会导致更加紧张一样。如果以和缓而坚定的态度承认和接纳自己的疼痛，你的痛感就有可能会逐渐减轻。已有很多项研究证实，在经过为期 8 周的正念禅修后，慢性病患者发现自己的痛感得到了明显的减轻。

对强烈情绪和念头所造成的痛苦同样如此，如果我们假装这种感觉不存在，或者强烈地排斥，它的危险就会更大，持续时间就会更久。如果我们采用正念，让自己正视和接受：此刻，我正在经历愤怒 / 焦虑 / 恐惧，甚至告诉自己，"现在，我有一种强烈的愤怒感 / 焦虑感 / 恐惧感"，那么这种痛苦感就会减轻并持续时间短暂。

总之，如果能从对某事钻牛角尖的态度中脱离出来，并转变成一种接纳一切的态度，你就会对真实的现实做出正确评价，而不是害怕它。结果是无论发生什么事情，你都具有更大的复原力来加以调节。

需要注意的是，正念所说的接纳并不是被动接受无法容忍的东西，它不是"放弃"，也不是听天由命或者懦弱无能，而是让我们的心智和身体达到一种好奇、开放和接受的状态，让我们活在当下，不再做无意义的挣扎。也就是正念所说的接纳：

（1）鼓励我们的思想去拥抱真实、深刻的现实认识；

（2）是暂时的停顿、一定时间的包容、顺其自然和清晰的认识；

（3）让我们避免陷入千钧一发的艰难境地，不会被迫硬着头皮做出反应；

（4）赋予我们更多的反应空间和时间，让我们充分认识面临的困难，了解它们可能会造成的所有痛苦，并以最巧妙的方式作出回应。

（二）专注

专注也称集中注意，是正念治疗体系中的基础，乔·卡巴金博士曾称其为正念的"奠基石"。其他的正念练习（如观躯体、观情绪、观念头等操作）均依赖于这个技能，无论何时注意力不集中或被情绪淹没时，我们都可以回到这个锚点。

上文中的"锚定思维之船"讲的就是关于专注的技巧。

（三）旁观

扩展你的关注点和观察范围，而不再担心每一个细节，你可以在不否定应激存在的同时摆脱它。当你不加评判地观察事件和形势时，在任何给定的时间内，你都可以注意到正在发生的事情。当你站在旁观者的有利位置时，你就不再是一位受害者，也就有了摆脱应激的能力。通过这种方式，我们可以一点一滴地从旧的思维模式（自动思维——对任何应激源自动作出反应）中解脱出来。这样，我们就能够专心旁观并欣赏每次丰富和复杂的经历；会开始明白自己要做的正是眼前的事情。久而久之，我们将会慢慢实现从无察觉到觉察状态的优雅转身，生活在"此时此地"之中。

实践证明，当你在任何给定的时间里只是旁观而不是对正在发生的事情作出反应时，你就会延迟对情景的反应，一直到所有的信息被正确看待为止。很多时候，我们会发现，遇到应激的事物，最聪明的反应就是"按兵不动"。

（四）标示

正念修习的经历可激活你的左额叶及积极情绪。如果你还保持着一个超脱的旁观者持有的接纳和不做评判的态度，并且练习前面的步骤，标示就会起作用。研究表明，标示你的情绪是抵消消极情绪的一种有效方法，正如佛家偈语所说："不怕念起，只怕觉迟，念起即觉，觉之即消。"正念疗法鼓励使用词语标示情绪状态，比如说"生气了""紧张了"。影像学研究表明，标示情绪可以抑制杏仁核。

总之，我们的大脑有自己的思想，我们的身体有自己的需求，只是长期以来被我们忽视了。通过正念修习，你就会慢慢明白，你的思想并不是你——你不能将思想当作个人财产。你不需要去强行控制思想，而只需旁观这些心理状态，看着它们出现、停留、自行消散。当你意识到，你的思想并非"真实"或者"现实"，就会获得极大的解放；它们只是大脑的自然活动而已，并不是"你"。如此，就无所谓"焦虑"与"不焦虑"了。

下面以社交焦虑症为例介绍简易的正念操作。

社交焦虑症患者往往在与人打交道时总觉得自己表情不自然、脸红、紧张，觉得给对方造成不适的反应，担心别人会怎样看自己，从而影响正常的社会功能。对其进行正念操作，先是接纳自己是与众不同的独立个体，不回避，在与人交往时把注意力聚焦在具体的事务上。如果你的思绪飘到那些不自然的感受上时，就把它轻轻地拉回到具体的事务上。即使出现脸红、结巴，也不要责备自己，重新去聚焦即可。

广泛性焦虑症、惊恐发作等障碍的正念操作均与此类似，无外乎接纳、停顿、专注和旁观等方法的运用。其详细的操作方法可参考下文及下一章中的案例。

三、内观认知/正念疗法治疗广泛性焦虑障碍的临床总结

1. 资料与方法

1.1 一般资料：选取 2015 年 10 月至 2016 年 10 月温州医科大学附属台州医院心理科门诊患者。入组标准：

（1）美国《精神障碍诊断与统计手册（第 5 版）》（DSM-Ⅴ）GAD 的诊断标准；

（2）汉密尔顿焦虑量表（HAMA）≥ 14 分；

（3）年龄 18 ～ 60 岁；

（4）小学及以上文化程度。

排除标准：

（1）存在严重躯体疾病或脑器质性疾病者；

（2）合并其他精神障碍者；

（3）依从性差者；

（4）近两周服用抗抑郁药或抗精神病药者；

（5）妊娠或哺乳期妇女；

（6）正在接受其他系统心理治疗者。通过随机数字表法将符合入组条件的患者分为正念训练组或帕罗西汀治疗组。

1.2 分组及治疗方法

对符合入组条件的患者随机分为正念训练组或帕罗西汀治疗组。

正念训练组：为期 8 周，每周 1 次，训练期间要求患者每天进行练习，并完成相应的家庭作业。（训练内容见表 1）

帕罗西汀治疗组：初始剂量为 10mg/d，1 周内增至治疗剂量 20mg/d，之后依据实际病情进行剂量调整，最高剂量不超过 40mg/d。

表 1　正念训练内容

训练时间	训练内容
第 1 周	正念进食葡萄干；躯体扫描
第 2 周	躯体扫描；正念观呼吸
第 3 周	正念观呼吸；正念行走
第 4 周	正念听声音和观想法；正念伸展运动
第 5 周	正念观呼吸、躯体、声音、想法
第 6 周	正念观呼吸、躯体、声音、想法；正念伸展运动
第 7 周	正念观呼吸、躯体、声音、想法；正念伸展运动
第 8 周	躯体扫描；总结、分享

1.3 疗效评定：采用 HAMA 评定疗效，该量表包括 14 个项目，评定标准 0～4 分为 5 级评分。于治疗前、治疗第 1、2、4、6 和第 8 周周末，由一名心理评估员和一名心理科主治医师进行量表评定。疗效判断标准：以减分率判定临床疗效，HAMA 减分率 ≥ 75% 为痊愈，减分率 ≥ 50% 为显著进步，减分率 ≥ 25% 为进步，减分率 < 25% 为无效。

1.4 统计方法：运用 SPSS16.0 统计软件进行分析，计量资料以均数 ± 标准差表示，两两比较用 t 检验；计数资料比较采用 χ^2 检验。$P < 0.05$ 为差异有统计学意义。

2. 结果

2.1 两组一般资料：正念训练组有 3 例因不能按时参与训练脱落，剔除 2 例要求联合药物治疗者及 1 例要求更换其他药物治疗者；帕罗西汀治疗组有 1 例因药物不良反应脱落，剔除 1 例因未规律服药。最终符合正念训练组 36 例，帕罗西汀治疗组 40 例。两组性别、年龄、文化程度、HAMA 总分差异均无统计学意义（均 $P > 0.05$）。见表 2。

表 2　两组一般资料比较

	性别		文化程度				年龄	HAMA 总分（治疗前）
	男	女	小学	初中	高中	大学		
正念训练组	15	21	9	13	9	5	33.25 ± 6.62	25.39 ± 1.74
帕罗西汀治疗组	18	22	12	14	10	4	34.30 ± 6.79	25.30 ± 1.71
χ^2 / t	0.09		0.42				−0.68	0.22
P	0.77		0.94				0.50	0.82

2.2 两组 HAMA 评定结果比较：治疗后，两组 HAMA 评分均逐渐减低，且均在治疗第 1 周周末 HAMA 评分显著下降，差异有统计学意义（均 $P < 0.05$），但两组间差异均无统计学意义（均 $P > 0.05$），详见表 3。

表3　两组治疗前后 HAMA 评分比较（$\bar{x}\pm s$）

组别	治疗前	治疗1周末	治疗2周末	治疗4周末	治疗6周末	治疗8周末
正念训练组（n=36）	25.39 ± 1.74	23.97 ± 1.87*	20.42 ± 1.50*	14.36 ± 1.93*	10.97 ± 1.59*	7.78 ± 1.42*
帕罗西汀治疗组（n=40）	25.30 ± 1.71	23.70 ± 2.00	19.98 ± 1.99*	14.00 ± 2.15*	10.53 ± 2.04*	7.50 ± 1.60*
t	0.22	0.61	1.08	0.77	1.06	0.80
P	> 0.05	> 0.05	> 0.05	> 0.05	> 0.05	> 0.05

注：与治疗前比较，* $t\geq10.90$，均 $P < 0.05$。

2.3 两组临床疗效比较：治疗 8 周，正念训练组的显著效率为 77.78%，帕罗西汀治疗组的显著效率为 77.50%，两组差异无统计学意义（χ^2=0.28，$P >$ 0.05），详见表4。

表4　两组临床疗效比较

组别	例数	痊愈	显著进步	好转	无效
正念训练组	36	8	20	7	1
帕罗西汀治疗组	40	9	22	7	2

3. 讨论

帕罗西汀是一种选择性 5- 羟色胺（5-HT）再摄取的抑制剂（SSRIs），目前已作为治疗 GAD 的一线用药，其疗效是有目共睹的、肯定的。但 GAD 患者需终身治疗，而且目前常用的治疗药物有的受限于起效缓慢或抗焦虑效果不佳，有的因潜在的滥用 / 依赖而有使用限制。因此，寻找一种疗效满意、不良反应小的治疗方法尤为重要。自从 Jon Kabat-Zinn 等在 1992 年首次研究显示，正念减压疗法有助于改善焦虑情绪后，越来越多的学者关注于"正念"。

"正念"一词最早来源于佛教，巴利文称为"Vipassan"，乔·卡巴金

（Jon Kabat-Zinn）将正念定义为"一种觉知力"：是通过有目的地将注意力集中于当下，不加评判地觉知一个又一个瞬间所呈现的体验，而涌现出的一种觉知力。基于正念的心理疗法包括正念减压训练（MBSR）、正念认知疗法（MBCT）、辩证行为疗法（DBT）、接受与承诺疗法。

有研究资料显示，通过为期8周的正念训练，GAD患者的HAMA得分明显下降，这与预期结果相一致，更与以往研究相符：正念训练能有效地改善焦虑症状。有趣的是，正念训练与帕罗西汀治疗在起效时间及临床疗效上无明显差别，这就意味着正念训练可以达到药物治疗的效果，这可能与大脑功能和结构的改变有关：正念可以改变前额叶、扣带前回、脑岛及杏仁核等与执行控制、评估、情绪加工及调节相关脑区的激活模式；长期的正念训练会导致海马、颞叶、前脑岛、前额叶及扣带回等脑结构皮层厚度或灰质密度的变化。另外，正念训练相对于帕罗西汀治疗来说有一个不容忽视的优越性：没有恶心、腹泻、失眠、不安和性功能障碍等不良反应。

根据本研究结果显示，正念训练治疗广泛性焦虑障碍与帕罗西汀治疗效果相当，而且该治疗方法操作方便，没有药源性不良反应，值得在临床上推广。

焦虑症的存在主义疗法

王先生，65岁，因害怕、失眠两个月来台州医院心理卫生科求治。

据了解，王先生平时性格开朗，朋友多，工作敬业，爱好旅游，用他自己的话说就是，"平时基本上没有闲下来的时间"。两个月前，哥哥因病去世，当时近距离看到哥哥死去时的面容，觉得很恐怖，头脑中突然跳出："我有一天也会如此。"一想到这个情景，他全身毛骨悚然。此后就害怕，怕自己会死，走路时小心翼翼，不敢一个人外出，害怕出意外而得不到帮助。晚上睡不着觉，有时眼皮打架了，很想好好地睡一觉，但又害怕就这么睡过去再也醒不过来。为此，即使睡着了，也非常浅，周围稍有响动就会醒。有时觉得自己不是真实的，"像活在梦中"，周围环境也不是真实的，"像蒙了一层纱"。除此之外，王先生不断地跟家人说："我的时间不多了，你们多陪陪我。"家人听到后感到莫名其妙，带他到医院检查，各种指标基本正常。近10天，王先生害怕死亡的感觉越来越强烈，惶惶不可终日。在与心理科医生交谈时，王先生不断地唉声叹气，两眼流泪，一直说："医生，怎么办呢？救救我吧"，"太丢人了，我纵观一生，年轻时从来没怕过什么，现在居然开始怕死了……"

在经过详细地了解病史和相应的心理评估之后，心理科医生告诉王先生："这是死亡恐惧，大部分人都或多或少存在。"随后，医生与其探讨了存在主义心理治疗中的"意义疗法""波动效应"以及禅学中的"空性"。经过几次心理治疗，王先生摆脱了恼人的"死亡恐惧"，并在生活中找到了属于自己的"意义"和"生活"。

有存在主义哲学知识和心理治疗经验的人都知道，不管哪一种类型的焦虑，其根源均与人类的"存在性"问题有关。正如克尔凯郭尔所认为："自由总是包含着潜在的焦虑"；焦虑就是"自由的头晕眼花"；"个体的潜在自由越大，他的潜在焦虑就会越大"。爱比克泰德在《关于焦虑》中说得更为精辟：

当我看到一个人处于焦虑的状态中……我不能说他不是一位里拉（古代的一种七弦竖琴）的弹奏者，我只能说一些其他关于他的东西……首先，我会称他为一位陌生人，然后说，这个人不知道他在世界上的哪个地方。

从心理卫生科临床看，以焦虑为主要临床表现的广泛性焦虑症、惊恐发作、社交焦虑症、广场恐惧症等焦虑障碍患者的潜意识均涉及"存在性"问题。换句话说，存在危机是所有焦虑的基础。具体地说，下面这几项内容是焦虑的存在主义心理治疗需要解决的核心内容。

一、对死亡的恐惧

这是焦虑障碍中最为常见的根源性恐惧。

不管什么时候，只要我们近距离地接触到死亡，或当某个深爱的人去世，它通常就会出现在有意识的觉察中。对自己必将死亡这一事实的觉察，通常是一种让人害怕的体验。这种经历常被称作是一次死的警告。

死的警告是一种会撕碎个体战无不胜的防御的体验，容易受到对于迫近之非存在（nonexistence）的痛苦觉察的攻击。

与死的警告相关的焦虑和恐慌所引起的觉察是一种防御的行为，是一种不愿意面对痛苦的本体论既定的表现。一旦我们充分地允许自己认识到终将死亡这一事实，那么这种觉察就会伴随着强烈的绝望感、羞辱感、无助感或愤怒感。例如：

有一个患有过桥恐惧症的人，通过想象练习接触到自己一想到死亡便会产生的绝望。与他对桥的恐惧联系在一起的是这样的一种预感，即一旦他到了桥的最高处，就会从桥上垂直掉下去，死了，他开始绝望地哭了起来，满脸泪水，他自己完全无力过一种满意的生活。就在那一刻，他产生这样一种信念，即相信自己在死之前不可能有满意的生活。

二、对丧失的恐惧

与死亡类似，我们最终都会失去生活中的一切，包括生命本身。不过，人们在生活过程中会害怕失去深爱的人、职业生涯、身体机能。从一个较为抽象的层面上说，我们甚至害怕失去幻想、期望以及梦想。

据临床所见，多种丧失结合在一起就会引起惊恐发作，甚至导致惊恐障碍。例如：

一位物理系的大二女生，她的整个生活和同一性都围绕着这样一个梦想，即成为物理学家，正准备考研。当她的老师告诉她，凭她的水平难以实现这一梦想时，她先是出现一系列的惊恐发作，进而产生空虚感和绝望感，最后，她开始一项令她感到痛苦的工作，即为她年轻的生命建构其他的选择——先毕业，再找份教师工作。

三、自由与安全感

许多焦虑症患者都会在害怕自由和安全感的同时，又强烈地渴望得到这两种东西。下面这位焦虑来访者的情况即是如此，她研究生毕业，不断为找工作所烦恼。

包医生，我觉得最近又出现了新情况。前阶段在上海考试，这两天显示过了，接着就被学校负责招聘的老师找到，不知为什么，心里一百个害怕、不愿意，生怕他们招了我。今天又有个学校打电话让我考虑是否可以了解一下他们学校，早上刚与一个学校负责人迷迷糊糊地面谈过。不知道为什么，就是害怕，感觉要脱离我妈的怀抱。其实找工作最理想的还是杭州，可是杭州招的不多，台州地区上次就差一点儿，在台州感觉又离父母太近，时时刻刻受他们的把控，要逼婚。在杭州，说远不远，有安全感，户口也都能解决，房价跟上海还是有差距的，可以把我妈接过来住。反正就是有一种莫名其妙的不安全感。

据临床所见，对焦虑的个体而言，他们所害怕的自由有很多种变体，如：

必须自己做出决定；

没有支持；

当他们独自一人且自由时所产生的孤立感。

不过，安全感会带来其他的恐惧，如：他们会害怕被人控制，害怕受他人恩惠，害怕受到限制，害怕自己不能做出选择。当他们独自一人时，他们会寻找同伴，而当他们与他人在一起时，又会试图逃避太多的相聚。他们既害怕自主性，又害怕承担义务，而且，这两者之间没有中间地带。

对于这些根本恐惧的矫正涉及与其他一些本体论既定事实的"会心"，这些本体论既定事实有：

- 接受他是一个拥有独立意识的个体；
- 提高他为自己的行为、思想和情感负责的能力；
- 扩展他超越非黑即白范畴进行思维的能力；
- 探索对任务、价值观和他人恪守承诺的价值；
- 忍受对痛苦情绪的体验；
- 探索建构包括一些自由和安全感的生活的可能性。

四、对痛苦情感的恐惧

这是所有焦虑症患者的共同特征——对于痛苦情绪的强烈恐惧。

这些情绪包括愤怒、无助、羞辱和绝望。它们体验起来非常痛苦、难以忍受，以至于焦虑症患者会发展一些保护性的屏障，以免体验到这些情绪。然而，每一个人都会在生活中的某个时刻体验到这些痛苦的情绪，这似乎是一个本体论的既定事实。

焦虑和惊恐症状似乎是一个用来避免接触这些灼热情绪的主要保护屏障。如果患者允许自己聚焦于焦虑的身体感觉或其所害怕的物体或情境，就可以接近这些情感。

五、对承诺的恐惧

这种恐惧与焦虑症患者很难信任他人相呼应。

在这些焦虑症患者的幼年时期，他们的照看者往往有背叛过自己。这些早期体验，使焦虑症患者形成一种不信任他人的态度。通常情况下，它在损害患者以后的人际关系、恋爱等方面发挥了非常重要的作用。这些患者倾向于发展出自我保护性的人际关系策略，而这往往会导致他人做出的反应正是他们自己所害怕的。

承诺带有被限制、被控制、被支配的隐含意义，或者意味着作出了糟糕的选择。

六、对日常生活之艰苦和现实的恐惧

这是一个所有焦虑症患者都可以归入其中的范畴。

一个患有焦虑症的个体，通常会认为自己是一个无法应对日常生活中的艰苦和现实的人，并因此需要保护。焦虑的个体往往会创造间接的策略来应对生活中不可避免的现实，但是，有些策略使他们不能正视这些迎面的现实。

需要注意的是，存在主义心理治疗并不是一种专门的技术，它主要通过对焦虑背后的"存在性"问题进行分析，使焦虑症患者能真诚、敬畏地面对生命的实相。

焦虑症患者的精神分析疗法

田女士，39岁，高中文化，从事中小学生课余辅导工作。因发作性紧张、害怕3个月求诊。

3个月前，由于所雇的一位老师辞职，辅导班的所有工作需要她一个人来承担，感觉压力很大。一天晚上，她在批改作业时，突然出现紧张、害怕、心慌、发抖等症状，到医院检查却没发现有躯体方面的问题。此后，这些症状反复出现，她担心辅导班难以办下去，家长们会来退钱，导致自己身败名裂。遂在丈夫的陪同下到台州医院心理卫生科就诊，诊断为"焦虑障碍"。经过心理支持、认知行为治疗之后，其症状明显改善。遗留下的症状是：晚上，她丈夫出去打猎时就会出现焦虑症状，如果他提前告诉她去的地

方，并把手机开通，能联系得上，焦虑程度会轻一些；如果她丈夫在家，就不会有任何症状。

房树人测验显示：

关注感情世界，喜欢留恋过去的生活；内在的生活体验、自我意识表达过分强烈。

说明被测者自我控制能力较好，表达有序，心境良好，心理尚健康。

显示，可能存在严重的性格障碍，具有与众不同的思维方式。

显示，对人际关系的关心适当，与环境协调，具有追求高层次生活的愿望。

显示，具有敏感多疑、性格内向、焦虑不安或过度自控、自恋性的心理防御机制。

显示，家庭内存在矛盾、冲突，内心有紧张感，对家庭状态不满，具有抗上心理，与权威人物冲突。

显示，在日常行动时，开始表现稳重，平静，随后突然出现焦虑不安，寻求获得环境的保证。

显示，活动积极，即注重现实又有某些空想，潜意识中具有攻击倾向。

性格上的柔软和流动感，提示躁郁性双向性格。心情开朗，好社交，有时抑郁。

追求外观形象，装饰性，充满活力，性格乐观，观察力敏锐。

对自我概念不清，人际关系不良，性情冷漠。

在心理分析的过程中，通过自由联想、梦的分析等工作，治疗师发现：田女士焦虑背后的潜意识原因是"害怕自己会出轨"。

下面是她的两个梦。

第一个梦：梦见我去医院，进入房间后发现不一样了，有3个医生坐一起分别在看病。排在我前面有个老婆婆，她的号排在我后面，可她插队到我前面了。我喊了句：是我先来的。包医生说：都没关系。我看见包医生已经在给一个人看病，只好选择另一个年纪比较小的医生。他让我戴上一个东西，趴到一个仪器的小孔上看，问我能不能看到什么。我说能看到像蝌蚪一样的东西在游泳。他说能看到就好。

一会儿，他提到我一个朋友的名字，说他俩是朋友。我心想：完了，我这病我谁都没告诉，他肯定会告诉我那个朋友。后来，我和这个医生又坐在同一辆车上，车上还有另外两个人。车上的音乐好吵，前面一个人把它关小了一点。我好累，想伸开手臂靠一会儿，可伸开手就碰到了他，只能又将手缩了回来。我几次都想伸直双手，又几次放下了。

第二个梦：我梦见自己和几个人要去山上玩，半路上有人在演出，我看了一眼说："你们看，中间那个吹笛子的是我的高中老师。"我跑过去看，结果不是，只是像但不是，自己也有点糊涂了。继续往前走，一个小男生要和我同行，结果下雨了，他撑起一把伞，我还对他说了一段很经典的话："雨伞总是在最适当的时候出现，人生也是如此。"上山以后，走进一幢房子里，又好像是学校。放假了，有些班级还有人，大部分班级空着。又来到一个山洞，里面有张床，铺着被子，有点诡异，被子里看不清有没有人，我有点害怕，想离开，那个男的问我："要不要玫瑰？"我瞄了一眼床边上桌子，桌上插着一束玫瑰花，有点凋谢了，我说："我不要，我们走吧。"我内心有点恐惧，不喜欢这里的环境。

下面是她的日记内容：

今晚和我老公一起去跳舞了，其实我怕男士请我跳舞，怕自己紧张。有时候和老公跳舞，总想着控制节奏，但节奏不在我的控制之下，所以会很紧张。只有靠停下脚步，或放慢脚步，才能让紧张的心平静下来。和老公跳习惯了，我的一些小动作，他都能领会："你怎么了？转着头晕了？""嗯！"我看头晕就是最好的理由。不然怎么说，说自己怕？唉！没办法讲。如果是跟别的男人跳，就是不跳都会紧张，等到真跳，指不定出什么丑呢！不敢尝试。

对于这样的来访者，如果不进行心理分析，解除内在的压抑情绪，恐怕她的焦虑症就难以断根。

精神分析疗法亦称心理分析疗法，是现代心理治疗的奠基石，是由西格蒙德·弗洛伊德创立的。其基本理论主要包括意识－无意识理论、人格结构理论和人格发展理论。在弗洛伊德看来，焦虑是神经症的核心症状，许多神经症的症状不是焦虑的"转换"，就是焦虑的"投射"。这些症状的出现换来焦虑的消除。通过精神分析，解除压抑，潜意识的冲突进入意识，其症状便可消失。因此，精神分析疗法比较适合用于治疗焦虑症。

精神分析疗法主要包括以下五种方法。

一、自由联想

自由联想是精神分析疗法最基本的治疗技术。具体方法是医师要求患者把陆续浮现出的念头、意象或想法都说出来。不用意识指导思维，不对浮现于脑海的内容进行任何评判。无论这些想法看起来多么荒谬、不合逻辑、违反习俗、令人感到难堪、羞愧，都要毫无保留地讲出来。

医师从患者自由联想中得到的材料，虽然是无意识的材料，但这些材料不一定就是以无意识的本来面貌出现。因为压抑和抵抗的力量，即使是在自由联想的情况下，也在起作用。它们会对无意识材料事先进行"化妆"，然后才被允许出现于意识中。因此，医师要判断联想材料被歪曲的程度，剥去伪装，才能找出其真意。

二、梦的解析

梦的解析在精神分析疗法中，是又一个了解无意识内容或内在冲突的途径。按心理分析的理论，梦有显相和隐意之分。显相是梦中的情境和事件，隐意则是隐蔽在显相后面的无意识动机。

尽管在睡眠中，自我的监督力量减弱了，但它还具有一定的力量，迫使要显露出来的冲动必须加以伪装、改头换面后，才能够以梦的形式表现出来。因此，梦的显相仍然是粗略、模糊的，有时甚至离奇荒诞，难以理解。析梦的工作就是通过显相来揭示隐意。弗洛伊德在《梦的解析》中，对梦是如何把无意识冲动伪装成显相而表现出来的，进行了大量讨论。

三、澄清

澄清就是针对患者所讲的内容，医师觉得不清楚、不明确的地方，要求患者进一步说明。其目的是进一步深入了解患者的生活详情和详尽的内心活动，丰富自由联想和析梦中所获得的材料，便于医师进行综合分析。此外，澄清还有助于医师排除患者是否患有更严重的心理疾病，例如精神分裂症患者因思维障碍明显而很难按照医师的要求做出澄清。

四、连接

连接就是帮助患者领悟医师已经发现而自己还未意识到的某些联系，如当前的感受和行为之间的联系，过去和现实体验之间的联系，以及过去、现在和未来之间的联系。连接的主要目的就是让患者用意识去领悟其无意识中的冲突，让患者充分认识各种症状或体验的成因。

五、解析

解析是指医师对其认为重要的无意识行为和各种表现都予以解释，最终使患者了解和接受医师对自己的症状行为和各种感受、体验的解释。当患者领悟后就能使症状缓解。

由于精神分析疗法的具体操作比较复杂，需要由专业的心理治疗师来操作，在此不作详细介绍。

焦虑症的营养及中医药膳疗法

情绪和食物有关。合理的饮食能够有效地保持身体和精神的健康状态，对焦虑症的防治大有裨益。一方面，脑中的 γ–氨基丁酸、5–羟色胺等神经递质会受我们所吃食物的影响；另一方面，焦虑症的发生与维生素、矿物质、氨基酸等营养物质失调存在一定关系。换句话说，有的食物会引起人们的焦虑、愤怒、悲伤、不满、恐惧、狂躁；而有的食物则能令人愉快、欣慰、恬静、安然、和善、制怒。因此，只要通过合理饮食，就可能吃出营养、吃出健康、吃出好心情，从而促进患者康复。正如希波克拉底在 2000 多年前提出的："让你的食物做你的治疗，并让你的治疗成为你的食物。"

下面简要介绍适合焦虑症患者的营养膳食和中医药膳疗法。

一、焦虑症患者的营养

（一）氨基酸

一些氨基酸有类似于神经递质的特性，美国功能医学研究院主席马克·海曼博士曾把氨基酸称为"搭建神经传导素的积木"。如果缺乏，我们就会出现反应迟钝、思维不清、焦虑不安、精神疲乏、抑郁难当等症状。其中与焦虑症关系最为密切的主要是血清素和 γ–氨基丁酸。

我们体内的血清素是否缺乏可用下表来计算。如果得分在 4 分以上就可能存在明显的血清素缺失。

血清素测试表

说明：如果答案是肯定的，请在右侧小框内打钩。每个"是"计1分。

条目	是	否
1. 我的脑海里爬满了"蚂蚁"（自动生成的消极想法）；	☐	☐
2. 我是一个消极的人；	☐	☐
3. 我很自卑；	☐	☐
4. 我有强迫观念和强迫行为（比如过分完美主义、有洁癖或其他形式的强迫症）；	☐	☐
5. 我有冬季抑郁症或者说季节性抑郁症；	☐	☐
6. 我暴躁易怒，没有耐心；	☐	☐
7. 我很害羞，害怕出门，恐高、晕机、害怕在公众面前说话或有社交恐惧症；	☐	☐
8. 我总感到焦虑不安或经常惊恐；	☐	☐
9. 我有经前综合征（在生理期将近的日子里经常喜怒无常，对某些事物迫切渴望以及乳房发胀）；	☐	☐
10. 我经常失眠；	☐	☐
11. 我经常半夜惊醒，然后无法入眠，或者清晨醒得太早；	☐	☐
12. 我时常渴望吃糖或含碳水化合物淀粉类食物，如面包和意大利面；	☐	☐
13. 锻炼后，我会感到神清气爽；	☐	☐
14. 我肌肉酸痛，纤维性肌痛或下颚痛；	☐	☐
15. 我在服用"选择性血清素再摄取抑制剂"（一种激活血清素的抗抑郁剂），服用后就能感觉良好。	☐	☐

如果提示血清素缺乏，那么我们就有必要在食物中增加L-色氨酸的摄入。常吃的食物有：火鸡肉、牛奶、鸡肉、南瓜籽、白干酪、杏仁、大豆等。

γ-氨基丁酸常被称为放松身心的营养素。我们体内的γ-氨基丁酸是否缺乏可用下表来估算。如果得分在2分以上就可能存在明显的γ-氨基丁酸缺失。

γ-氨基丁酸测试表

说明：如果答案是肯定的，请在右侧小框内打钩。每个"是"计1分。

条目	是	否
1. 对我来说，放松身心是件奢侈的事情；	☐	☐
2. 对我来说，被压得喘不过气异常容易；	☐	☐
3. 我经常处在劳累过度或忙碌、紧张的状态中；	☐	☐
4. 我身体僵硬、紧绷；	☐	☐
5. 时不时地，我会感觉虚弱无力；	☐	☐
6. 我对噪声、灯光或剧烈的活动感到焦躁不安；	☐	☐
7. 错过某一餐时，这种焦虑感和压力感更加强烈；	☐	☐
8. 我会依赖糖果、酒精和药物来帮助自己放松。	☐	☐

如果提示 γ-氨基丁酸缺乏，那么我们就有必要在食物中增加 γ-氨基丁酸的摄入。常吃的食物有：鸡蛋、桃子、葡萄汁、鳄梨、葵花籽、燕麦片、绿茶、啤酒花等。

（二）矿物质

钙、镁、硒、铬、铁、锌等矿物质，与情绪均有一定的关系。其中镁、锌与焦虑症关系最为密切，被称为"解压剂"，有助于放松身心。

我们体内的镁元素是否缺乏可用下表来估算。如果得分在12分以上就可能存在明显的缺失。

镁测试表

说明：如果答案是肯定的，请在右侧小框内打钩。每个"是"计1分。

条目	是	否
1. 我有抑郁症；	☐	☐
2. 我暴躁易怒；	☐	☐
3. 我有注意力缺陷及多动障碍；	☐	☐
4. 我有阿尔兹海默病；	☐	☐
5. 我总是很焦虑；	☐	☐

续表

条目	是	否
6. 我有失眠症或入睡困难；	☐	☐
7. 我有肌肉颤搐；	☐	☐
8. 我有经前综合征；	☐	☐
9. 我的腿或手经常抽搐；	☐	☐
10. 我有多动腿综合征；	☐	☐
11. 我时常感到心悸；	☐	☐
12. 我经常头痛或偏头痛；	☐	☐
13. 我吞咽困难；	☐	☐
14. 我有反流问题；	☐	☐
15. 我对噪声敏感；	☐	☐
16. 我经常感到疲乏无力；	☐	☐
17. 我有哮喘；	☐	☐
18. 我每天的排便量少于 2 次；	☐	☐
19. 我经常感到压力过大；	☐	☐
20. 我有肾结石；	☐	☐
21. 我有心脏病或心力衰竭；	☐	☐
22. 我有二尖瓣脱垂；	☐	☐
23. 我有糖尿病；	☐	☐
24. 我的日常饮食中缺乏下列食品：海带、麦麸、杏仁、腰果、荞麦粉和绿色蔬菜。	☐	☐

如果提示镁缺乏，那么我们就有必要在食物中增加镁的摄入量。常吃的食物有：小麦和燕麦、糙米、大豆、坚果、绿色蔬菜和海藻等。同时需移除压力及咖啡、酒精和糖果等消耗镁的因素。

我们体内的锌元素是否缺乏可用下表来估算。如果得分在 12 分以上就可能存在明显的缺失。

锌测试表

说明：如果答案是肯定的，请在右侧小框内打钩。每个"是"计1分。

条目	是	否
1. 我的味觉减退；	☐	☐
2. 我的嗅觉不灵；	☐	☐
3. 我的指甲很脆弱（薄、易断或有脱落）；	☐	☐
4. 我的指甲上有白色的斑点；	☐	☐
5. 我经常感冒或呼吸道感染；	☐	☐
6. 我经常腹泻；	☐	☐
7. 我有湿疹或其他种类的皮疹；	☐	☐
8. 我有粉刺；	☐	☐
9. 我的伤口愈合很慢；	☐	☐
10. 我有过敏症；	☐	☐
11. 我有头皮屑；	☐	☐
12. 我有性功能障碍；	☐	☐
13. 我的前列腺肥大；	☐	☐
14. 我有肠炎（如溃疡性结肠炎和克罗恩病）；	☐	☐
15. 我有风湿性关节炎；	☐	☐
16. 我饮用的是硬水（缺锌）；	☐	☐
17. 每周，我都会喝下超过三种含酒精的饮料；	☐	☐
18. 我经常大汗淋漓；	☐	☐
19. 我有肾脏或肝脏方面的疾病；	☐	☐
20. 我超过65岁；	☐	☐
21. 我服用利尿剂；	☐	☐
22. 我对下列食物摄取不足：红皮藻、鲜姜、蛋黄、鱼、海带、豆荚和南瓜籽。	☐	☐

如果提示锌缺乏，那么我们就有必要在食物中增加锌的摄入量。常吃的食物有：牡蛎、麦胚芽、牛肝、牛肉、南瓜籽、花生等。

（三）维生素

与矿物质类似，维生素也是人体内进行新陈代谢最基本的营养物质，主要起催化作用，调节人体各种物质代谢，使其他营养物质能充分地被吸收利用。研究表明，B_1、B_2、B_3、B_6、B_9、B_{12}、B_7 等 B 族维生素与情绪均有一定关系。

维生素 B_1 又叫硫胺素，能促进碳水化合物和脂肪的代谢，在能量代谢中起辅酶作用，可以说没有硫胺素就没有能量。如果缺乏维生素 B_1 就会出现疲劳、精神不集中、警觉性下降、情绪不稳定、易怒或失眠等症状。富含维生素 B_1 的食物有燕麦片、花生、小麦麸、麦芽、蔬菜、啤酒酵母、葵花籽等。

维生素 B_2 又叫核黄素，在生长代谢中，具有非常重要的作用。缺乏维生素 B_2 常会引发震颤、懒散、紧张、抑郁、易疲劳、应激性增高、结膜充血等症。富含维生素 B_2 的食物有猪肝、奶酪、大比目鱼、鲑鱼、牛奶、鸡蛋、啤酒酵母、野生水稻等。

维生素 B_3（烟酸）参与身体和大脑多达 40 种不同的生化反应。缺乏维生素 B_3 常会引发头痛、失眠、焦虑、抑郁、精神病、糙皮病等症。富含维生素 B_3 的食物有鸡肉（白肉）、火鸡肉（白肉）、大鳞鲑鱼、全麦面包、花生、扁豆等。

维生素 B_6（吡哆醇）是 100 多种不同的酶的合作伙伴，在血清素、肾上腺素、去甲肾上腺素和 γ – 氨基丁酸的合成中发挥作用。缺乏维生素 B_6 常会引发紧张、易怒、抑郁、肌无力、头痛、肌肉刺痛、意识混乱等症。富含维生素 B_6 的食物有麦芽、哈密瓜、豆类、牛肉、猪肝、全谷类、坚果、香蕉、玉米、南瓜等。

维生素 B_9（叶酸）备受关注，尤其对孕妇来说。缺乏维生素 B_9 常会引发记忆障碍、易怒、懒于思考、抑郁症等。富含维生素 B_9 的食物有胡萝卜、深色叶菜、哈密瓜、全麦面粉、杏、橘子汁等。

维生素 B_{12} 为一种含钴复合物，参与人体内每个细胞的新陈代谢，它影响着 DNA 的合成和调节。缺乏维生素 B_{12} 常会引发思维迟缓、意识混乱、精神病、口吃、四肢发软、抑郁等症。富含维生素 B_{12} 的食物有鸡蛋、猪肝、牛奶、牛肉、奶酪、螃蟹等。

另一个很少被提及的是维生素 B_7（生物素），参与糖的新陈代谢和某种脂肪酸的形成。缺乏维生素 B_7 常会引发失眠、轻度抑郁、焦虑和对疾病的过于敏感等。富含维生素 B_7 的食物有蛋黄、猪肝、花生、蘑菇和菜花等。

（四）脂肪酸

$\omega 3$ 脂肪酸是细胞膜的重要组成成分。美国国家卫生研究院的研究人员发现，在 $\omega 3$ 脂肪酸 DHA 和血清素含量之间存在正比的关系。DHA 的含量越高，血清素的含量也越高。如果 $\omega 3$ 脂肪酸缺乏，细胞间就无法传递正确的信息，大脑就无法正常运行。可以说，低水平的 $\omega 3$ 脂肪酸似乎与所有的精神障碍都能扯上关系，如抑郁症、焦虑症、躁郁症，甚至犯罪行为，到注意力缺陷、孤独症，再到阿尔茨海默病。$\omega 3$ 脂肪酸主要来源是藻类、浮游生物和某些种类的叶子，包括草。鱼类和海鲜在它们的脂肪组织里积聚了这种脂肪酸，其中鲭鱼、沙丁鱼、鲱鱼等小型鱼类是 $\omega 3$ 脂肪酸最可靠的来源，其他较好的含有 $\omega 3$ 脂肪酸的鱼类有金枪鱼、黑线鳕和鲑鳟。有些植物中也含有丰富的 $\omega 3$ 脂肪酸，例如亚麻籽、亚麻籽油、油菜籽油、大麻油和英国胡桃。蔬菜中含有较好的 $\omega 3$ 脂肪酸是马齿苋菜和菠菜。

二、药膳疗法

中医药膳疗法，又称食治，是在"药食同源""五谷为养"等理论的指导下，应用药膳来影响机体各方面的功能，使患者获得健康或预防疾病的一种方法。

我们常在焦虑症的病程中，根据治疗和调养的需要选用药食两用之食物，制作成能解除焦虑症的症状或抗抑郁药及抗焦虑药副反应的食品来配合治疗。下面介绍数则我们在焦虑症治疗中常用的药膳方法。

（一）百合莲子粥

【原料】取干百合、莲子（带芯，水中泡发）各60g，冰糖30g，粳米100g。

【制法】将干百合、粳米、莲子一同放入锅中熬煮成粥，加入冰糖。每日分2次食用。

【应用】此粥清热养阴，润肺安神，适用于焦虑症患者阴液亏虚、心火旺盛、焦虑烦躁、失眠多梦等症。

（二）甘麦枣藕汤

【原料】莲藕250g，小麦75g，甘草12g，酸枣仁末15g，大枣10颗，盐3g。

【制法】将小麦洗净，泡水1小时；红枣泡软，去核。将酸枣仁、小麦、甘草、红枣加水煮开，再加入莲藕转小火煮软，最后加盐调味。

【应用】此汤有益气养血、宁心安神的作用，适用于焦虑症患者心脾两虚、气血不足、失眠、多梦、心悸、心烦、体虚多汗等症。

（三）人参芫荽炖鸡肉

【原料】人参10g，芫荽50g，桂皮10g，生姜20g，老母鸡半只，各种调料适量。

【制法】将人参、桂皮、生姜与老母鸡一并放入汤锅内，加入清水和葱、盐、料酒等，慢火炖1小时以上，将熟时加入芫荽，以鸡肉熟烂为度，当菜或点心食用。

【应用】人参补元气，桂皮助阳，芫荽、生姜可调中开胃，与营养丰富的鸡汤同食，适用于焦虑症患者阳气亏虚、心神失养、害怕胆小、心悸怔忡、疲乏无力、食欲下降等症。

（四）麦冬当归决明茶

【原料】麦冬 30g，当归 20g，决明子 10g，蜂蜜适量。

【制法】将决明子在锅内炒黄后捣碎，麦冬、当归加水煎汤，冲泡杯中的决明子和蜂蜜，加盖静置 10 分钟后，频频饮用。

【应用】麦冬善于养阴，当归养血，决明子、蜂蜜润肠，制成茶饮用，适用于焦虑症患者阴血亏虚及抗抑郁药所致的口干、便秘、月经不调等症，尤其适合有更年期综合征的女性食用。

（五）天麻炖鸽子

【原料】乳鸽 1 只，天麻 15g，火腿 10g，芫荽 10g，生姜 50g，各种调料适量。

【制法】将洗净切好的鸽子、火腿与天麻、生姜、高汤、料酒、芫荽等同放入碗内，放入蒸锅蒸 2 小时，取出，加入盐、味精等调味即成，当菜或点心食用。

【应用】中医学认为鸽肉有补肝肾、益气补血、生津止渴等功效。天麻平肝；芫荽、生姜可调中开胃，与火腿同食。适用于焦虑症患者肝肾不足、虚风上扰、头痛头晕、腰膝酸软、恶心呕吐等症。

（六）茯苓百合莲子大枣羹

【原料】茯苓 30g，百合 30g，莲子 30g，大枣 30g，淀粉、冰糖适量。

【制法】将茯苓、百合、莲子、大枣洗净掰开入锅，加入冰糖和水煮熟，调入淀粉成羹，当点心食用。

【应用】茯苓性平和，健脾养心又安神；百合、莲子善养心肺之阴而安神；大枣益气养血而安神。适合于焦虑症患者的失眠、心烦等症，而且无论证候虚实均可使用。

（七）罗布麻槐米合欢茶

【原料】罗布麻 5g，槐米 10g，合欢花 10g，冰糖适量。

【制法】将罗布麻、槐米、合欢花一同水煎代茶饮，加入冰糖调味，频频饮用。

【应用】罗布麻、槐米清肝泻火；合欢花疏肝安神，制成茶饮用。适用于焦虑症患者肝郁化火、头胀头痛、耳鸣、入睡困难等症。

（八）枸杞桑椹芝麻核桃粥

【原料】枸杞子 30g，桑椹 30g，黑芝麻 30g，核桃仁 30g，糯米 100g，冰糖适量。

【制法】先将黑芝麻炒香备用，桑椹、枸杞子用纱布包扎，水煎 1 小时后去药包，加入糯米煮粥，核桃仁、黑芝麻研成细末，放在一起煎煮，加入冰糖，待粥稠后即可食用。

【应用】桑椹、核桃仁、黑芝麻、枸杞子性平和，均有补益肝肾、益精养脑之功，无论是肝肾阴虚或肝肾阳虚均可治疗。上药合食，适合焦虑症患者肝肾不足、头晕耳鸣、视物昏花、腰膝酸软、大便燥结等症，尤其适宜老年焦虑症患者长期服用。此外，我们常用其治疗抗抑郁药和抗精神病药所致的便秘、眼睛干涩、月经量减少等症。

（九）熟地当归鱼头汤

【原料】草鱼头 1 个（约重 150g），熟地黄 30g，当归 15g，生姜 30g，葱、盐、料酒等辅料各适量。

【制法】先将熟地黄、当归、生姜洗净切片，草鱼头去鳃洗净，与药物同放入砂锅中，加入辅料及适量水，将砂锅置武火上烧沸，再改用文火炖至鱼头熟透即可，吃鱼头喝汤。

【应用】熟地、当归可滋阴养血、填精补脑，与鱼头合食，其效果更显著。适合焦虑症患者阴血亏虚、睡眠不安、头晕目涩、月经不调、大便燥结等症，尤其适宜女性焦虑症患者的长期调养。

第五章

焦虑症的临床治疗案例选析

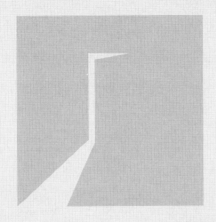

痛苦不会"从"生活中消失，而是消失"进"生活里。

——巴里·马吉德

前面几章详细地介绍了焦虑症的治疗是一个综合、系统的过程，本章将以数个焦虑症治疗的案例为蓝本，进一步强调探索焦虑症背后的深层次原因，以及把焦虑问题还原为生活问题和人生问题在疗愈焦虑症中的重要性。

焦虑症的药物联合正念疗法治疗案例

1. 临床特点

齐某，女，40岁，高中文化，自由职业，2013年12月初诊。因容易疲劳、紧张3年，加重3个月来就诊。

齐女士于3年前无明显诱因下很容易疲劳，做点家务都觉得累。本来经营的小店生意不错，后因为自己无力经营而转手于人。自此就变得比以前敏感，容易紧张、担心，"满脑子都是不幸的思维"，如：担心丈夫开车在外出车祸；自己偶尔的胸闷、心慌就担心会生肺癌或心脏病；晚上听到楼下有声音就怀疑是进小偷了，经常需要去检查一番才行；睡眠差（入睡困难，易惊醒）。一直在家休养，服用各种保健品、补品，但均无效。

3个月前，平时身体硬朗的母亲突然患肠癌，她因操劳和担心从而症状加重，经常觉得莫名的恐慌，"全身肌肉似乎都是紧绷的"，"头皮发紧，像戴着紧箍咒似的"；有坐不住的感觉，经常需要不停地走动；脾气变得急躁，容易发怒；不敢一个人独处，怕自己会疯掉或发病死掉，无论是白天还是晚上都需要有家人陪在身边；敏感、胆小，听到家人的手机或电话声都容易受惊吓，有种大难临头的感觉；情绪低落，经常以泪洗面，丧失各种兴趣；入睡困难，频繁地做噩梦，四肢发抖，容易分心，别人问话往往需要重复数遍，觉得自己变笨了，记忆力很差（有一次蒸米饭忘了放水，导致电饭煲烧坏）；月经量减少，时有轻生念头；多次进行内科检查，除心电图检查发现有窦性心动过速之外，血生化、肿瘤标志物、甲状腺功能、心脏彩超、胸片、脑电图等检查无异样；两个月前曾服用黛力新、阿普唑仑、安神补脑液等药物治疗，除睡眠改善外，其他症状改善不明显。

患者既往体健，否认有重大内外科疾病史，已婚，育有一女。排行第二，上有一哥；自幼被家人视为掌上明珠，多方呵护，结婚后家庭关系一般。

患者病前性格内向，胆小怕事，比较敏感，否认有精神病家族史。

精神检查：意识清晰，定向完整，仪表整洁，交谈合作，表情紧张，说话声音发抖，主动注意能力减退，容易激动，不时搓手顿足，交谈中出现哭泣，心境低落，情感反应协调，自我感觉较差，存在强迫性怀疑，未引出听幻觉和被害妄想等精神病性症状，自知力充分。

SCL-90 显示：躯体化、抑郁、焦虑、恐怖等 4 个量表分为重度，人际关系敏感、强迫分为中度，敌对、偏执、精神病性症状等 5 个量表分为轻度，心理健康测查（PHI）提示有神经症性抑郁症。

2. 诊断

广泛性焦虑障碍共病抑郁障碍。

3. 病例分析及治疗经过

来访者的临床症状比较明显，必须采取分步进行治疗。对于药物治疗和心理治疗的使用，尽量做到标本兼顾。经过协商，来访者同意给予她的治疗方案。

第 1 次治疗：给予病情解释和心理支持；服用药物帕罗西汀片治疗，从每天 10mg 开始，4 天后加至每天 20mg；渐进性自我放松训练每日 2 次；运动（跑步或跳绳）每天半小时，两周后复诊。

第 2 次治疗：自觉情绪有好转，紧张感有所减轻，但出现便秘、胃部不适和口干等不良反应。药物治疗方案与前面相同，继续自我放松训练和运动，向其解释禅学智慧中的"平常心"和"随顺自然"，开始训练走路正念，每天 2 次，两周后复诊。

第 3 次治疗：自觉症状改善约有 6/10 左右，对药物已基本适应，睡眠仍较差。服用药物仍为帕罗西汀片，每天 20mg；开始解释正念禅修中的"接纳""旁观"等理念，进行呼吸正念训练，每天 2 次，两周后复诊。

第 4 次治疗：症状改善 8/10 左右，自述进行呼吸正念训练后，最明显的改善是睡眠，但由于经常"走神"，做得"不好"，需要好长时间才能回到呼吸上，头胀、身体紧绷症状依然较明显。对其解释和宽慰之后，开始进行呼吸正念基础上的身体正念训练，每天 2 次，每次至少 20 分钟，而药物治疗方案不变，3 周后复诊。

第 5 次治疗：症状继续有所改善，自述身体正念对解决躯体方面的症状有"神奇效果"。来访者询问医生能否停药，单纯做正念治疗。经过协商，来访者同意暂时不减药量。予以解释正念禅修中的"心身关系"问题、"认同"问题、"标示"方法，并进行饮食正念及声音正念和思维正念的训练，3 周后复诊。

第 6 次治疗：来访者自述基本上没有明显的症状，只是偶尔头脑中会不自主地跳出与疾病有关的念头，但能及时识别。已能"像看水中落叶一样地看念头"了，并找了个工作。来访者再一次要求减药，经过协商，同意把帕罗西汀片的剂量改为每天 15mg，并开始进行情绪正念的训练，3 周后复诊。

第 7 次治疗：来访者病情稳定，工作也顺利，觉得自己生病与以前生活太过安逸、家人对自己照顾得太好有关。怀疑现在的月经不调与药物副反应有关，于是她要求再次减药。经过协商，同意把帕罗西汀片的剂量改为每天 10mg，继续规律地进行"正念四观"的训练，并教其如何在生活中保持正念的知识和方法，4 周后复诊。

第 8 次治疗：来访者病情稳定，自述已能让"心"与"身"做朋友了，尽管偶尔会出现不适症状，但只要"让它出现""看着它"就够了。自行把药量减到每天 5mg。工作比较顺利。向其解释禅学中的"疾病观""生死观""无常""无我"等人生观和人性观，4 周后复诊。

第 9 次治疗：来访者自述已停药 1 周，头脑偶尔会出现不好的念头，但能用前面的方法处理。有时会对焦虑念头说："朋友，谢谢你的提醒，尽管会有危险，但我相信自己能处理。"然后与"念头相处一会儿"。正念禅修依然规律地进行，随访半年，病情稳定。

4. 小结

对于有焦虑症、抑郁症、强迫症、躯体障碍等症状的患者，处理好药物与其他治疗方法的关系比较重要。我们认为，许多时候精神科药物对心理障碍比较有效，没必要排斥它。现在许多的禅修师父都肯定治疗药物的价值，特别是在治疗初期。当我们被恐惧、悲伤或者混乱的思想所淹没时，我们的问题就会难以应付。如果药物使用得当，它可以帮助有些被焦虑或抑郁等情绪压倒者，将情感痛苦降低到一个可控的水平上，找到正念观照的能力，然后一点一点慢慢去接受。这样，在条件合适的时候，就有希望把药物这根"拐杖"丢掉。

附：案例中所用正念六观训练的操作方法

正念六观包括"正念四观"（呼吸正念 / 观呼吸、身体正念 / 观躯体、声音正念和思维正念 / 观念头和观声音、情绪正念 / 观情绪）、行走正念、饮食正念，需要系统并有规律地训练。其中又以呼吸正念为基础和核心，在呼吸正念训练（每天至少 2 次，每次至少 10 分钟）纯熟之后（一般需要 1 周以上），可结合身体正念的训练；在身体正念训练纯熟之后再依次结合声音正念和思维正念、情绪正念训练；最后，依据修习者个人的情况，把"正念四观"融会贯通，进行规律修习（每天至少 2 次，每次至少 20 分钟）。

行走正念、饮食正念的要求相对宽松，开始时可隔天各训练1次，纯熟之后可随时进行。下面分别进行介绍。

1. 准备工作

找一个安静、相对隐蔽且可以独处的地方，穿着尽可能宽松而柔软，让自己处于一个舒适的姿势即可练习。

（1）坐在椅子上

①如果你选用的是一把椅子，最好有笔直而结实的靠背（不是扶手椅）。这样，你坐着时可以不依靠靠背，用脊柱支撑你的身体。

②可以尝试把几本杂志或木板垫在椅子的后腿下面，使椅子稍微向前倾斜，这样可以帮助你毫不费力而又自然地挺直脊背。

③把双脚平放在地板上，双腿不要交叉，膝盖张开的角度需要大于90度，这样可使自己的臀部略高于膝盖。

④把手放在膝盖上，手心朝上或朝下均可。

⑤把头自然轻柔地抬起，竖直颈椎，下颌微收，然后向前、向后调整几下，直到找到中间的平衡点，这样你的头部既不会前倾也不会后仰，而是自然地落在脖子和肩上。向左、向右调整几下，再次找到平衡点。

⑥如果你觉得舒服，可以合上双眼。如果你不想这样，就将视线放低，让目光落在身前几尺的地方，但不要全神贯注地盯着某一点。

总之，不要勉强，不要僵硬，要放松，让身体保持自然与柔软，像布偶一样垂挂在笔直的脊柱上。

（2）坐在坐垫上

①如果你坐在坐垫上，选择的坐垫尽可能要硬一点，当你坐下去时，至少还有八厘米厚。

②坐在坐垫的前缘，让你的双脚交叉放在前面的地板上。如果地板上铺有地毯，那么或许足以保护你的小腿与脚踝不会受太大的压力；如果没有地

毯，可准备一些垫子，折叠起来的毛毯会是不错的选择。

③让你的两个膝盖都碰到地板，两只小腿相互交叉，左脚放在右大腿上，右脚则放在左大腿上。两个脚底都朝上。

④双手摆在肚脐下方，轻轻地放在腹前大腿上，手掌朝上，相互重叠，两大拇指轻触。手臂刚好稳稳地包住上半身，颈部与肩膀的肌肉不要紧绷，放松手臂。

⑤眼睛和视线的安放同上面的第⑥步。

（3）卧姿

如果采用卧姿，你可以躺在厚的地毯或床上，双腿不要交叉，双脚自然分开，双臂沿着身体两侧摆放，微微张开。如果舒服的话，可将手掌向上对着天花板。

卧姿主要用于身体正念的训练。

（4）其他姿势

如果有肢体障碍，或者不喜欢上述姿势，你可以选择一个既能感到舒服又能确保时刻处于完全清醒状态的姿势。

对于训练行走正念和饮食正念，只需要环境安静，对姿势无特殊要求。

2. 呼吸正念／观呼吸的训练方法

（1）选择一个你觉得舒适的姿势坐好，慢慢闭上你的眼睛，收敛感官，观照一下整个身体的各个部位，如果你发现某些部位还有一些紧张，就尝试去放松并柔和下来。

（2）缓慢地做三四次深呼吸，感觉空气进入你的鼻腔，充满你的胸腔和腹腔，再把空气从体内呼出，然后把呼吸调节到正常节奏，不要用力或控制呼吸，只是去感受呼吸。无论如何，你都在呼吸，你要做的只是感受。

（3）注意体会你在什么地方能最鲜明地感受到呼吸，也许在鼻孔的边缘，也许在胸腔或者腹部。然后，让你的注意力像蝴蝶停在花朵上，轻轻地停留在那个部位。

（4）开始注意那个部位有怎样细微的感受。例如，如果你观照的是停留在鼻腔的呼吸，你是否可以觉察到，空气流经鼻腔时是否带着微微的凉意，是否有细微的摩擦。如果你观照的是腹部的呼吸，你会感觉到吸气时腹部缓慢升起的轻微充胀感，以及呼气时腹部下降产生的不同感觉。你无须把感觉说出来，只是去感受。

（5）此时此刻，将你的注意力完全观照于你的呼吸过程。

（6）你也许会发现，你的思绪会不断地游走、飘忽。每次当你意识到又开始陷入思虑、回忆或是计划当中，就马上从那里再次回到当下，回到观察你的下一次呼吸上。一次又一次，飘走再拉回到当下。每一次你要做的只是将注意力再次牵引到下一次呼吸上，而不要去评判或者自责。

（7）如果你觉得有帮助的话，可以在心中默念"呼——"或"吸——"。不过让这默数的念头只占据注意力的很少一部分，更多的还是观照、感受呼吸本身的柔和、放松地在你的身体里，去感受它、觉知它。

（8）如果你觉得困倦，请再坐直一点，把眼睛睁开，做几次深呼吸，然后回到正常呼吸。

（9）继续观照呼吸，分心时重新开始，直到你预定练习的时间结束。然后，睁开眼或抬起你的目光。

3. 身体正念 / 观躯体的训练方法

（1）在一个温暖又不被打扰的地方躺下，放松你的身体。可以在地板上面的席子上或你的床上。慢慢闭上你的眼睛。

（2）花点时间来觉知你的呼吸和躯体的感觉。当你准备好以后，就开始注意并觉知你的躯体感觉，尤其是你的身躯和床或地板接触部位的触觉或挤压的感觉。每次呼气时，放松，让自己一点点下沉到床或席子上。

（3）提醒自己这个练习的意图。它的目的不是获得不同的感受，也不是放松或者平静。这些感受可能发生，也可能不发生。事实上，这个练习的意图在于，随着你依次注意躯体的各个部位，尽可能地让自己觉知你所发觉的各种感觉。

（4）现在将你的注意力关注在下腹部的躯体感觉上。在你吸气和呼气时，觉知腹部感觉的变化模式。随着你的呼吸，花几分钟来体验这些感受。

（5）在觉知腹部之后，将觉知聚焦在你的左腿上，进入左脚，依次关注左脚上的每一个脚趾，逐步地去体验你察觉到的每一种感觉，你就会发现脚趾之间的接触麻麻的、暖暖的，或者没有什么特殊的感觉。

（6）当你准备好后，在吸气时，感觉或想象一股气流进入肺部，然后进入腹部，进入左腿、左脚，最后从左脚的脚趾出来。呼气时，感觉或想象气体向反方向移动：从左脚进来，进入左腿，通过腹部、胸腔，然后从鼻腔出去。尽可能多做几次这种呼吸。呼吸向下到达脚趾，然后从脚趾回来。这个做法可能很难掌握，但请记住，你只是尽可能地做，放松地做，充满乐趣地做。

（7）现在，当你准备好呼气的时候，释放对脚趾的觉知，带领你的意识去感知你的左脚底部——温柔地、探索性地觉知脚底、脚背、脚跟（如注意脚跟和席子或床接触地方的感觉）。伴随呼吸的感觉——类似前面所提到的情形中觉知呼吸，探索脚的感觉。

（8）现在，允许觉知扩展到脚的其他部位——脚踝、脚趾头以及骨头和关节。然后，进行一次稍微更深的呼吸，指引它向下进入到整个左脚。随着呼气，完全放开左脚，让觉知的焦点转移到左腿——依次为小腿、皮肤、膝盖等处。

（9）继续依次带领觉知和好奇心探索躯体的其他部位——左腿上部、右脚趾、右脚、右腿、骨盆、后背、腹部、胸部、手指、手臂、肩膀、脖子、头部和脸。在每个部位，你最好能够带领具有同样细节水平的意识和好奇心探索当前的躯体感觉。当你离开每一个主要部位，在吸气时把气吸入这个部位，在呼气时再放开。

（10）当你觉知到紧张或躯体某个部位的紧张感时，能够对着它们"吸气"——逐步地吸气，觉知这种感觉，尽最大可能，在呼气时再放开或放松。

（11）你的心理会不可避免地从呼吸到躯体不断地游移到其他地方。这是完全正常的。这就是心理的所为，当你注意到这种情况时，逐步地认识它，注意刚才的心理走向，然后，逐步地把注意转回到打算注意的躯体部位。

（12）在你以这样的方式"扫描"全身后，花几分钟的时间把躯体作为整体觉知一下，觉知呼吸在体内自由进出的感觉，然后慢慢睁开双眼。

（13）如果你发现自己昏昏欲睡，就用枕头垫高头部。睁开眼睛或者坐着练习而不要躺着，可能会好一点。

4. 声音正念和思维正念 / 观念头和观声音的训练方法

（1）练习呼吸正念和身体正念，正如前面所讲的内容，直到你感觉相当的稳定。

（2）把注意力转移到周围的声音上。声音有远有近，有些悦耳，有些刺耳，无论是什么声音，都只是响起又消失，无论是舒心的声音还是嘈杂的声音，你都要注意到，然后放下。

（3）没有必要去寻找声音或者听某一种特定的声音。而是尽你所能，开放你的意识，接纳从各个方向随时传来的被觉知到的声音——远处的、近处的、前面的、后面的、某一侧的、上面或者下面的。对你周围的所有空间保持开放。注意那些显而易见的声音和那些更微弱的声音，注意声音与声音之间的空间，注意沉默。

（4）尽你所能，将声音视为一种感觉。你无须采取任何措施，你可以毫不费力地听见这些声音，但你不必有所回应，也不必评价、操控或者制止这些声音。你甚至不必明白或说出什么声音，试试你能否听到一个声音，却不说是什么声音或不进行重复。

（5）当你发现自己在思考这些声音时，尽你所能将其与直观的感觉特性（声调、音色、响度和持续时间）重新建立联系，而不是它们的意思和暗示。

（6）只要你发现自己的意念没有集中在声音上，就要温和地承认它转移到了什么地方，然后重新收回注意力，重新关注声音的发生与消失。

（7）在你将注意力集中到声音上并持续四五分钟后，停止对声音的关注，转入思维正念的训练。

（8）当你准备好以后，把注意力从你对声音的外部体验转移到你的内心思维上来。我们的思维也许是一些图像、语句，或者是一些回忆、想象或者计划。当你捕捉到它之后，可以尝试去标示这些念头，比如："想法，想法""想象，想象""回忆，回忆"……就这样，当你有意识地去觉知与标示这些念头的时候，它们就像尘雾一样消融在你觉知的阳光中。

（9）观察你的思维涌起和消失，就像观察天空中的云彩一样。注意它们什么时候出现，观察它们在意识之中的逗留过程。最后，看你能不能发觉想法什么时候消失。不要强迫自己产生什么思维，也不要强迫所产生的思维消失。尽可能地在你自己和你的思维之间创造一个距离、一个空间，看看会有什么结果。如果某种思维突然消失，看看自己是否能平和地接受。

（10）有些人发现用如下的方法，可以帮助他们将自己的意识集中在想法上：设想自己正在电影院看电影，将想法投射到银幕上，以这种方式关注想法在意识之中的存在情况——你坐着静静地观察，等待一个想法或影像的出现。当它出现以后，便给予关注，并且只要它在"银幕"上，就一直关注。当它消失时，不要加以干预，顺其自然。注意你是否被卷入戏剧场景，登上了电影银幕。注意到这种情形时，庆祝自己的这一发现，然后重新返回自己的座位上，耐心地等待下一批思维登台——下一幕一定会上演。

（11）观察思维的第三种方法就是，想象你正坐在一条河的岸边。当你坐在那里，树叶从河面飘过，不断地有树叶飘过。把你的每一种思维放在每一片经过你身边的叶子上。静静地坐着，观察树叶飘过。

（12）如果某个念头确实很强烈，可能它会一直在那里浮现，不容易消散，那么就请你一直保持旁观者的觉察去标示它，之后这个念头就会逐渐减弱，直到它最终消失。

（13）你可以简单地以呼吸作为观照的中心，如果各种感受纷繁复杂，此起彼伏，那么将注意力尽可能回到呼吸上；如果某些感受、念头或者情绪确实太过强烈，让你无法忽视，那么去觉察它，标示它，保持对它的觉知。但在觉知的同时，保持开放、接纳的心态，不要有任何分辨和评判，直到它最终消失，之后再次回到呼吸上来。

（14）就这样，带着精微的觉知去观照呼吸，或者去觉察、感知和标示当下出现的强烈的感受或念头。不必刻意去改变什么，只是温和而精微地去感知、觉察和标示。

（15）就这样，直到你预定练习的时间结束。

5. 情绪正念 / 观情绪的训练方法

（1）练习呼吸正念和身体正念，正如前面所讲的内容，直到你感觉相当的稳定。

（2）观察大脑中的感觉基调。你的大脑是平静、祥和，还是焦躁、无聊，你是感到幸福、悲伤还是不喜不悲？看你能否在呼吸时开放地对待情绪。

（3）当你跟随着自己的呼吸时，要留心显著的情绪。如果你感觉不能集中精力呼吸时，就将其作为禅修的对象，给它贴个标签，比如，"焦虑，焦虑""愤怒，愤怒""烦躁，烦躁""悲伤，悲伤"……而后尝试体察，看你在觉知它时，这些情绪会有什么变化，是持续一段时间？还是变得更加强烈？或者会逐渐消失？保持对情绪的觉知和观察，不管它最终消失或是始终存在，最终都会将你的注意力再牵引回来，再去观照下一轮呼吸。

（4）你也可以试着定位那些情绪在身体的具体部位，这种情绪是从你身体的哪个部位涌起的？伴随的身体感觉如何？你紧张得心脏狂跳吗？你的肌肉发紧、肩膀耸起吗？在定位情绪在身体的位置之后，你会发现焦虑让你的腹部有不适感，试着去看看身体其他部位有没有紧张感。例如，肩膀是否因为腹部的感觉而本能地耸起？如果有，就有意识地放松。

（5）如果发现自己做了个多余的评判（如"我有这种感觉真是疯了"）、责骂，提醒自己出现任何感觉都是正常的，并重新回到当下直接的体验：我现在感觉如何？感觉的本质如何？我的身体有何感觉？

（6）记住，无论我们正在感受的情绪是积极的还是消极的，我们只需要集中注意力去感受。如果感觉被情绪淹没，就通过呼吸正念和身体正念把注意力留在身体上，这样会帮助你回到当下。当你感觉安全之后，重新去探索情绪。

（7）按照上述方法坚持练习，直到你预定练习的时间结束。

6. 行走正念

（1）选择一条你可以来回走动的小路（室内或者室外），这个地点必须安全——不会感到别人在用怪异的眼光看着你（甚至你自己也不会觉得正在做奇怪的事）。

（2）站在小路的一端，双脚分开，与肩同宽，双膝放松，可以自由地弯曲。双臂松弛地放在身体两侧，也可以双手交叉放于胸前或者身后。两眼直视前方。

（3）把全身的注意力都放在双脚上面，感受脚掌与地面接触的直观感觉，以及全身的重量通过双膝和双脚传递到地面的感觉。你或许会发现，让膝盖稍稍弯曲几次能够更好地体验到脚掌和腿部的感觉。

（4）轻轻地跷起左脚后跟，注意感觉小腿肚肌肉的变化，然后继续抬起整只左脚，把全身的重量转移到右腿上。全神贯注地觉察左腿和左脚向前迈进的感觉，以及左脚后跟着地的感觉。脚步不必迈得太大，自然的一步就可以了。让左脚的其他部位也完全着地，继续抬起右脚后跟，体会全身重量落在左腿和左脚的感觉。

（5）当体重全部转移到左腿之后，把右脚抬起向前迈进，觉察右脚和右腿在感觉上的变化。当右脚后跟着地的时候，把注意力集中到右脚。随着右脚掌完全着地，左脚跟微微抬起，身体的重量又全部落在右脚上。

（6）通过这种方式，一步一步地从小路的一头走到另一头，要特别注意脚底板和脚后跟与地面接触时的感觉，还有两腿在迈步时肌肉拉动的感觉。你还可以把觉察扩展到其他你所关注的部位，比如关注行走的过程中呼吸的变化，呼气和吸气分别是如何进行的，有什么感觉。你的觉察还可以容纳整个身体的感觉，包括行走和呼吸，以及每走一步，脚和腿的感觉变化。

（7）当你走到小路的尽头时，请静止站立一会儿；然后慢慢转过身，用心去觉察转身时身体的复杂动作，再继续正念式行走。随着脚步的前进，你还能不时地欣赏到映入眼帘的风景。

（8）以这种方式来回走动，尽量对每时每刻行走中的体验保持完全的觉察，包括脚和腿的感觉，以及脚接触地面的感觉。保持目光直视前方。

（9）当你发现思维从行走的觉察中游离时，请把行走中的某一个步骤作为注意的客体重新进行关注，利用它将你的思绪拉回到身体及行走上来。如果你的思绪非常焦躁，那么静止站立一会儿，双脚分开与肩同宽，把呼吸和身体作为一个整体进行觉察，直到思维和身体都慢慢平静下来，然后继续进行正念式行走。

（10）持续行走 10～15 分钟，也可以根据自己的意愿多走一会儿。

（11）刚开始时，请走得比平时慢一些，让自己能够更好地觉察行走时的感觉。一旦你掌握了这种行走的方式，就可以稍微加快步幅，但是不要超过正常行走的步幅。如果你的内心特别焦躁，那么一开始可以走得快一点，然后再放慢速度。

（12）在行走的过程中要注意：你不用盯着自己的脚，它们知道路在哪里；你要用感觉去体会它们的存在。

（13）在你平常走路的时候，尽量采用冥想时行走的方式。如果你是一个慢跑运动员，当然也可以把类似正念式行走的注意方式带到奔跑的每一步、每一刻、每一次呼吸中。

7. 饮食正念（吃一粒葡萄干）

（1）拿起一粒葡萄干，将它放到你的手掌上或者夹在拇指与其他手指之间。注意观察它，想象自己是从火星来的，以前从来没有见过这个物体。从容地观察，仔细地、全神贯注地盯着这粒葡萄干。

（2）观察它的每一个细节，关注突出的特点，比如色泽、凹陷的坑、褶皱、凸起以及其他不同寻常的特征。你在做这些动作时，请忽略像这样的（"我在做多么奇怪的事情呀"或者"这么做的目的是什么"或者"我不喜欢这么做"）想法，只是注意到它的存在就行了，将你的注意力慢慢地拉回来，继续放在这个物体上。

（3）你把葡萄干拿在指间把玩，在手指间把它转过来，感受它的质地，还可以闭上眼睛以增强触觉的灵敏度。

（4）你把葡萄干放在鼻子下面，在每次吸气的时候，吸入它散发出来的芳香，注意在你闻味的时候，嘴巴和胃有没有产生任何有趣的感觉。

（5）你现在慢慢地把葡萄干放到嘴边，注意到你的手和胳膊是如何精确地知道要把它放在什么位置的。轻轻地把它放到嘴里，不要咀嚼，先注意一下它在嘴里的感觉，再用舌头去探索。

（6）当你准备好咀嚼它的时候，注意一下应该从哪里开始咀嚼。然后，有意识地咬一到两口，看看会发生什么，仔细地体会随着每一次的咀嚼它所产生味道的变化。不要吞咽下去，注意嘴巴里面纯粹的味道和质地，并且时刻留心，感受随着葡萄干这个物体本身的变化，它的味道和质地会有什么样的改变。

（7）当你认为可以吞咽下葡萄干的时候，看看自己能不能在第一时间觉察到吞咽意向，即使只是你吞咽之前有意识的体验。

（8）看看葡萄干进入你的胃之后，还剩下什么感觉。然后，体会一下完成这次全神贯注的品尝练习后，你的全身有什么感觉。

焦虑症的认知行为联合正念疗法治疗案例（一）

1. 临床特点

来访者，女，38岁，卫生院医务工作者，大专文化。

主诉：反复紧张、多处身体不适5年余。

5年前，工作调动后与新同事之间有点小矛盾，之后逐渐出现躯体不适，如心慌、头晕，遇事易紧张、不安、出汗多。曾多次到内科就诊，相关躯体检查未发现明显异常，且有不少项目多次检查，后又到神经内科就诊，给予黛力新、舍曲林等药物治疗。其病情有所好转，但仍感觉头昏沉沉，不太舒服。国家二孩政策放开后，想再生一个孩子，又担心不能怀孕，担心这个、担心那个，怕万一发生羊水栓塞怎么办，觉得有压力。自诉遇事会想得很多，怕死。碰到丧葬的事情一定要躲得远远的，并伴有睡眠质量差。

来访者自诉平时性格比较开朗。孩子上小学，下班回家后要辅导孩子写作业，白天母亲帮忙照顾孩子，家庭和睦，经济尚可。

精神检查：交谈较好，能主动描述各种症状，躯体不适主诉多，为之苦恼，存在疑病观念和反复就医检查身体的行为。情绪焦虑，无持续情绪低落，否认消极念头，未引出精神病性症状，意志活动尚可，自知力存。

查体和躯体辅助检查未见明显异常，心理评估结果如下：SCL-90总分为210分，其中人际关系敏感、焦虑、抑郁和其他项目4个量表分为中度，其余量表分均为无明显症状；MMPI为23/32模式，提示性格倾向为敏感多虑。容易悲伤，伴有躯体不适。

2. 诊断

焦虑障碍。

3. 病例分析及治疗经过

来访者躯体不适症状明显，已多次排除器质性病因，但症状仍持续，且伴有明显的疑病观念，同时还存在对丧葬等死亡相关事物的过度恐惧，以及对未来事情的过度担忧，属于焦虑障碍。于是，对其采用认知行为联合正念疗法治疗。

第一周治疗

建立良好的咨访关系，向来访者说明她的病情，介绍认知行为疗法和正念疗法的基本原理和程序，制订治疗计划。引导来访者识别焦虑的身心症状，进行正念呼吸练习。布置家庭作业（识别和记录自己焦虑的例子，调整生活方式）。

第二周治疗

来访者自述，近一周情况较前有所好转，躯体症状减轻很多，每天中午饭后去锻炼身体，觉得内心能放开了，不再那么担心、害怕。对丧葬事仍害怕，有时仍会觉得身体不舒服，可能还是有毛病，怕自己晕倒。

上周家庭作业：识别和记录自己焦虑的例子

	描述情景	感受	念头
1	今天比较忙，快下班时，觉得有点头晕。	烦，担心。	怎么又头晕了，是不是脑血管出问题了？

续表

	描述情景	感受	念头
2	闲下来的时候和同事坐在一起聊天。	无聊、不耐烦。	回想起以前的不愉快，人真不可信任。
3	周末在家，孩子的作业做得不好。	心烦。	孩子以后的学习会怎么样，不好怎么办？
4	想起生二胎的事情。	担心、心慌。	自从二胎政策放开后，自己和家人都想再要一个孩子，可又觉得已经高龄了，再不生二胎就真的太晚了，但一想到怀孕的风险和目前的状况就担心，觉得难以承受。
5	早上心慌。	难受。	我的身体到底有没有问题，如果没问题，那么为什么会难受？
6	头胀、紧绷、不轻松。	担心。	病情会不会加重，会不会发生脑血管意外？

与来访者分析好转的原因，来访者自诉上次与医生交谈后，能更多地认识到自己的问题，躯体不适跟自己的焦虑情绪有关。由于过度关注身体才使症状更加明显，这一周试着带着症状去生活，不再去关注身体的感受，增加了运动量，发现不舒服的感觉减少了。每天都进行正念呼吸练习，也能给自己一些帮助，能够静下心。医生对来访者的观念调整和积极行为予以肯定，建议继续做正念练习。

讨论上表记录的情况，对情绪背后的念头进行分析，帮助来访者意识到上述自身的归因和推测等信念的不合理性。从道理上，来访者也能意识到自己可能是过度担忧了，但是总觉得挺难改变，因为念头一下子就来了。

做观躯体感受练习。布置下周的家庭作业（检验负性预测）。

第三周治疗

来访者的情况较前有好转，症状进一步减少，即使出现也不像以前那么紧张、害怕了。来访者坚持做观躯体感受练习，可以帮助她更好地体验躯体感受。当心跳加快的时候就体验心跳快，当头晕的时候就体验头晕。

上周家庭作业：检验负性预测

	我预测会发生什么	实际结果
1	我预测自己有心脏病。	检查正常。
2	我预测自己有脑血管问题或者头颅肿瘤。	检查正常。
3	我预测孩子的学习会不好，进而影响他的前途。	成绩有波动，前途与成绩并非绝对相关的。
4	我预测怀孕时会出现羊水栓塞或大出血。	发生的概率很低。
5	我预测自己身体不健康。	体检显示状况良好，而且生病是每个人都会遇到的问题。
6	我预测同事关系不好。	虽然发生矛盾，但是现在大家相处都还好，至少表面是这样的。
7	我预测碰到丧葬的事将会导致不吉利。	两者没有什么关系。
8	我预测自己会因睡不好而精神不好。	实际上我睡了 5 个小时左右，对精神的影响不大。

与来访者探讨对身体健康担忧的问题，实际上疾病对每个人来说都可能会发生。追求健康也是人的本能，如果不能接纳人会生病的事实，就会因为任何一点点身体不舒服而产生严重的疑病观念，那么每个人每天都要在担惊受怕中生活，而且疑病念头会加重身体的不适感受，这就是自我负性预言了。来访者表示能理解这点，认为自己确实是过度担心了。接着，让来访者预测不会发生什么，来访者列出了好几项：预测怀孕时发生羊水栓塞或大出血的可能性很小；对身体健康问题担心了 5 年，到现在身体还是好好的；预测 50 岁之前不会有心脏病以及脑血管疾病。

对于睡眠问题，向来访者介绍睡眠的生理规律，鼓励其接纳失眠，改变睡眠行为，包括睡眠限制和刺激控制。进行观情绪练习。布置下周的家庭作

业（区分有用和无用的焦虑）

第四周治疗

来访者自诉睡眠改善了，运动比以前轻松一点了，有时候状态挺好的，有时候还是要多想，万一脑中风了咋办，生不如死；而对丧葬之类的事情还是要躲得远远的，不想听到相关的事情。

上周家庭作业：区分有用和无用的焦虑

	问题（医生提供的模板）	回答
1	我正在做什么预测？	预测怀孕时出现羊水栓塞，发生脑中风，丧葬之事是不吉利的。
2	这是不是发生概率非常低的事情？	的确如此，但是心里总是想着万一而不放心。
3	需要解决的问题是什么？	其实没有什么现实问题可以解决，是脑子里想的。
4	我能采取的具体行动是什么？	建立健康的生活方式，增强体质，适当地进行体检，降低生病的概率。
5	这些行动看上去合理吗？	回避和担心似乎解决不了问题。
6	我是否正在担心一些我很少或根本没有控制力的事情？	是的！
7	这种焦虑是有用还是没用？	大部分都是毫无作用的。

很多焦虑症患者顽固地坚持认为自己的担心是有益的，他们认为担心有助于解决问题，比如疑病患者认为担心可以促使自己去检查，从而早点发现疾病。事实上，适度的焦虑确实可以促使个体更好地去做准备，或者更加聚焦精神去努力，是必要的。但是担心有不同的类型，有的担心指向具体的、特定的行动，这是对有可能的或者有合理发生概率的事情的担心，是有必要的。而无用的只是担心那些有可能发生但可能性很小的事情，也就是很少有或者完全没有依据的一些事情。一个简单的方法是，有用的担心会导致"去

做"，采取有效行为解决问题，而没用的担心往往是"万一"的事情，是个体很难或没法控制的，没有什么可以做的，只会导致恐慌和无助感。跟来访者探讨这个问题，使其更深入地识别自己的无用担心。

与来访者探讨死亡，因来访者对丧葬特别敏感，以及对自身健康的反复担心，其背后可能是对死亡的恐惧。来访者称确实会想到死亡，感到很害怕，怕死。她说以前村子里有人死了，妈妈都会要求她不能去那户人家附近，送葬时把家里的门窗都关好，待在家里不出去，不能碰到送葬队。自己对此也一直挺在意，觉得这是不吉利的事情。虽然也说不出到底会有什么不吉利，但是回避才是更加安全的。死亡恐惧是人之本能，但是死亡又是人类难以逃避的主题。如果采取错误的方式（比如逃避和反复担心）去解决这一矛盾，那么痛苦和无助感就会袭来。所以建议来访者改变对疾病和死亡的灾难化认知，认清和接纳生命的本质，解开丧葬/死亡与不吉利的不合理联结。建议阅读著作《做自己的旁观者：用禅的智慧疗愈生命》。

进行观念头练习。布置下周的家庭作业（实行接受）。

第五周治疗

来访者自述看了书，觉得书里说得很对，人生确实是这样的，有很多无法解决的问题。如果只是按照自己的愿望去固执地要"确保没事"，那是跟自然规律作对，给自己增添麻烦。平常路过坟地都会绕道走，上周开始不绕道走了，觉得死亡是正常的事情，没有人可以避免。如果碰到丧葬队，也会试着用平常心去对待，而不把它跟不吉利及可怕联系在一起，不再去回避了。

上周家庭作业：实行接受

	我为之焦虑的事情是：怕生病、怕怀孕过程中出现羊水栓塞	
	问题（医生给的模板）	回答
1	接受的成本和效益。	成本：面对"万一"发生的不良事实。
		效益：不整天为此担心了，可以正常生活，正常怀孕，不恐慌。
2	如果由他们去可能会困扰我，但我每天仍接受的事情。	要跑到乡下工作、堵车、辅导作业的繁琐、人际关系中的一些问题、房贷压力等。
3	为什么我接受这些事情。	因为生活就是这样的。
4	细致地描述实际上发生了什么而导致焦虑（不做评论、解释或预测）。	观察者：头有点晕、心慌、出汗。
5	结论。	我要试着接受这些自己认为不好的事情，避免总是去夸大地预测不好，即使是我不愿意发生的事实。既然难以控制，那么就去接受。

　　来访者焦虑的内容一部分来自不合理的信念、歪曲的事实，另一部分则来自人所需要面对的"不好"的事实，如病痛、死亡、失败。与来访者探讨有些事情并非是个体可控制的，所以不要试图控制和改变每件事情。有些事要学着接受，现在身体没病就不要担心以后会发生什么，但是如果生病了，也要学着接受。学着像一个旁观者去观察正在发生的事情，比如作为一个旁观者观察自己死亡会怎么样？来访者说看到一具僵硬的尸体，会有些紧张、害怕，但是慢慢地好像也没那么可怕。

　　布置家庭作业（回顾治疗过程中所学的，准备结束治疗）

　　第六周治疗

　　来访者自述目前症状基本好了，有时会有焦虑，但也能提醒自己，逐渐缓解。来访者整理了自己的笔记和所学的自愈疗法，总结如下：我以前太关注自己的身体，总是担心生病，在自己预测的"万一"中惶恐不安；对死亡很害怕，所以连丧葬的事情也是我必须回避的。这些焦虑使我的身体出现更加频繁和难受的症状。我的处理方法是反复就医和回避，检查结果即使没问题也不能根本解决我的焦虑，因为我的焦虑来自内心对一些不确定事物以及不好事实的担心。我在治疗中学到的是识别自己的焦虑，区分念头和事实，区分有用和没用的焦虑，对负性预测进行检验和纠正，学习接受事实并采取一些可行的措施，使生活更加健康和充实，如锻炼身体、阅读等。

与来访者探讨如何在今后继续自我帮助和自我成长，以及病情可能复发时如何应对。来访者表示要把学到的方法继续做起来，如正念呼吸练习和正念生活，纠正不合理的观念和无效的方式，坚持健康的生活方式，多看自己的笔记。

复查心理健康量表提示：SCL-90 总分为 125 分，仅躯体化量表分轻度升高，其余各因子分均在正常值范围，MMPI 仅校正分稍高，临床量表分无异常，应付方式以积极方式为主。

4. 小结

该案例中的来访者为焦虑障碍，以健康焦虑为主。来访者能够积极参与治疗，且有较好的领悟能力。在建立信任的治疗关系基础上，运用认知行为疗法，结合正念技术，通过帮助来访者识别焦虑及其背后的念头、检验负性预测、区分想法和现实、区分有用和没用的焦虑、学习接受、正念练习、改变生活方式等方法，达到了改变不合理认知和行为模式的目标，从而改善了来访者的症状，并促使其成长。

附：案例中所用的正念训练的操作方法，请参照 P135《焦虑症的药物联合正念疗法治疗案例》

焦虑症的认知行为联合正念疗法治疗案例（二）

1. 临床特点

蒋女士，35岁，已婚，初中文化，务农，甲状腺癌手术后3年求治。

蒋女士3年前甲状腺癌手术治疗，术后服用甲状腺素片替代治疗，甲状腺功能检查经常波动，为此担心，怕癌症复发，医生解释后只能放心几周，没多久又要去做甲状腺B超和验血，还出现了失眠、紧张、心慌等症状，一直在家休养。丈夫对她不错，百般呵护，只要有人说什么东西能抗癌，就去买来给她服用，不让她干活，怕累着后导致癌症复发。

2个月前，蒋女士无明显诱因下突然出现呼吸困难、胸闷、心慌，像要"死了"似的，面部及肢体麻木，持续10分钟左右，自行缓解。发作过程中意识清晰，无抽搐，无恶心、呕吐，无大小便失禁。发作后感觉疲劳，被送到医院检查，心电图、心脏和血管B超、脑电图、头颅CT、血生化等检查无异常，甲状腺功能显示TSH略偏高，T3略偏低。无须特殊处理。一周后在家里又出现类似情况，持续数分钟，再次到医院检查无明显异常。此后整天担心，怕再次出现上述症状，尤其不敢一个人待着，怕症状发作后逃不出去，无人帮助，且入睡困难，一想到患有癌症，感觉是死亡先兆，就以泪洗面。后经朋友介绍至精神卫生科就诊。

蒋女士育有一女，在家排行第二，上有一个姐姐，自己家庭关系和睦，月经欠规则，量少，否认家族有遗传病史及重大精神疾病史。

精神检查：神志清晰，仪表整洁，定向完整，表情焦虑，显得疲惫，注意力略显不集中，言语中透露出对癌症及死亡的担心，存在疑病观念，未引出幻觉、妄想等精神病性症状，自知力充分。

SCL-90显示：强迫、抑郁、轻度焦虑、恐怖等4个量表分为中度。

心理健康测查表（PHI）显示：疑病人格。

2. 诊断

甲状腺癌手术后，惊恐发作。

3. 病例分析及治疗经过

尽管蒋女士的情绪可能会因甲状腺功能的波动而受到影响，但她的精神状况可能是"恐癌"之后的长期应激所致。甲状腺癌手术的痊愈率很高，但来访者由于恐惧而产生强迫性怀疑，久而久之出现惊恐发作。医师建议其服用药物以抗焦虑治疗，但患者拒绝精神科药物，怕有副作用，对癌症不利。经协商，患者表示愿意接受心理治疗，同意进行每周 1 次的认知行为治疗。

来访者治疗 1 个月后，其症状有明显的改善，但总是觉得自己"似乎缺少点什么"。尽管对生命和死亡问题有所认识，但头脑中不时会冒出相关的念头，令自己痛苦。建议其进行正念禅修训练，患者表示接受。其方法与上一个案例相似，主要进行"正念四观"训练，期间探讨"无常""苦""无我"等理念，推荐观看电影《生之欲》《潜水钟与蝴蝶》。

患者经过两个多月正念禅修治疗之后，症状已明显地缓解了，内心也相对平静，并恢复了以前从事的绣衣工作，说："电影《生之欲》对自己启发较大"；"先跟家人好好生活，不管以后活多久"；"快乐活一天，就赚一天"。继续"正念四观"修习。

两个月后复诊，患者情绪稳定，以前经常波动的甲状腺功能已在正常范围之内。

4. 小结

尼采在《人性的，太人性的》一书中提出："欢乐永驻的诀窍，便是帮助他人，成为对他人有用的人。这样你便会感到自己存在的意义"；"一切行为与运动皆为不死。所有人的所有行为，即便是最微小的行为，也是不死的。也就是说，我们其实都是永生的"。

死亡现象不可回避，生命过程中的"责任"与"意义"问题不可逃避，禅学的生死观、生命观值得大众尤其癌症患者参考与借鉴。从存在主义哲学和心理学角度看，只有没有活出生命意义的人才怕死。正如禅门一故事中所表达的：

一徒弟见师父整天忙碌，但容颜不改，说："师父，十年过去了，你好像没见老。"

师父回答："我没有时间老啊。"

多好的回答啊！如果一个人内心自由，生命有意义，那么他必定也是"没有时间死"的。

另外，本案先用认知行为治疗，而在其中融入正念禅修，收效颇好，说明禅学方法与现代心理疗法是兼容的，值得深入研究。

焦虑症的存在主义取向治疗案例

一、临床资料摘要

丽娅（化名），女，35岁，大专文化，被焦虑症困扰数年，曾进行过药物和心理治疗，但症状反复，经朋友推荐来心理科就诊。

在首次面谈中，她告诉治疗师，自己正被一种突如其来的焦虑感困扰，这种焦虑感让她无所适从，也打乱了原来的美好生活。

她想找到一种方法，能让自己远离焦虑。

"有时候会突然感到强烈的不安，如果那个时刻出现了，不管在做什么事，我都不得不停下来躺到床上。即使在睡眠中，也不会有安全感。"

"我经常处于半梦半醒之间，常常感觉自己飘了起来，然后会从空中快速地跌向地面。我能感觉到自己身体紧绷、抽搐不停，想要竭力保持平衡。我可能在手舞足蹈，四处乱抓，就想抓住一切可以抓住的东西。"

在外人看来，丽娅的生活状态稳定，又让人有安全感。她做生意的丈夫明西（化名）比她大 15 岁，非常有钱，在当地有相当大的影响力。

她平时衣食无忧，认真地打理生活，专职做着家庭主妇，是他人眼中的好妻子。

她没有什么坏心眼，与邻里和和气气，家庭生活幸福而温馨。

当然，除了不时突袭的焦虑情绪，她的生活没什么不如意。但是，每当感到莫名其妙的焦虑时，她就什么也做不了，即使她再努力也无法尽到女主人的责任。

"每当这种时刻，我唯一能做的就是躺在床上一本接一本地看爱情小说，希望在阅读中平复焦躁的内心。然后，在某个时刻，我会突然觉得好像一切都过去了，并再次回归到平静的生活状态。"

在和她交谈中发现，丽娅非常担心自己睡眠中出现的一个情况。只有大专文化程度的她在接下来的几分钟，将自己的经历描述得非常清晰且有条理。

"我不知道为什么会这样，特别是每次从梦中醒来，我都发现自己身体在抽搐、瑟瑟发抖、拼命地想抓住什么东西来依靠，这时就会感到分外不安。我曾担心是不是得了癫痫，也去医院做了全面的神经系统检查，排除了脑部病变后还是不太放心，也吃过很多种药，虽然一开始几个星期有点效果，但经常会不开心。由于怀疑药物的副作用，所以就没去复诊，药也早就被我扔掉了。这次，我一个人来到心理门诊，希望能通过你们帮助我找到焦虑的根源。"

"其实，内科医生老早就建议过我来找心理医生咨询，但你也知道，考虑到自己是明西的妻子，也碍于面子，就一直拖到今天。同时，希望这次就诊不要让家人知道，因为我还没有做好准备告诉家人。"

在和患者进一步的接触过程中，治疗师发现，虽然丽娅有一些不安，却并未对没有做好明西的妻子而表现出过分的焦虑。事实上，长期以来，她一直被一个奇怪的、难以摆脱的想法困扰着。她的内心深处，始终有一个声音在跟她讲"别这么过日子了，像个疯子一样"。

做了这么长时间的好妻子之后，她发现自己不再称职，并担心因不时发作的焦虑情绪而把多年积累下来的好名声毁于一旦。与此同时，她还时常冒出一种试图放弃的想法：她既不想做家庭的女主人，也不想再做自己的主人。"好像在一场战争中华丽地输得很彻底。"

当治疗师让她尝试描述一下输掉的是一场什么样的战争时，丽娅在诊室里陷入了焦虑状态，不断调整着姿势，双手有些无法安放。不过令人感到欣喜的是，她在这次焦虑爆发之后并没有出现沮丧情绪，而是回到了最初的抱怨之中。

"我还记得第一次出现这种焦虑状况的情景：有一天我在和朋友聊天，当时沾沾自喜地想到，从此以后自己将过上轻松、舒适和有安全感的生活了。就在我自鸣得意的时刻，脑海里突然冒出一个想法，现在是所有事情都在掌控之中，可是一旦出现意外，自己将一无所有。这个想法一出现，整个人就感觉不好了，好像掉入了万丈深渊。"

能够感受到丽娅的委屈，她觉得自己要得并不多，可又在抱怨老天爷为什么对她如此不公！

"他给了我丰厚的物质生活，可是除此之外我什么也没有。当初为了他，我放弃了当一名教师的梦想。现在明明有条件，但我想要个孩子都困难。哎！其实我对他也没什么感情。"

治疗师开始疑惑，还没等进一步询问，丽娅接着倾诉了。

"其实，我丈夫原先有过一段婚姻，他和前妻生了两个孩子，现在不想再要孩子了。这些我在一开始决定要嫁给他时就知道，自己接下来可能会有这样的生活。这些年，看上去完美的生活也似乎证明了这方面的牺牲是值得的。但让我难以接受的是，每件事情都仿佛按照预定好的轨迹运行，我觉得并没有那么踏实。我也想过要放弃目前拥有的一切，让自己过得开心自在一些，但又害怕巨大的生活变故会让自己失去更多。况且我现在也没有工作。"

当丽娅意识到自身焦虑的根源在于回避了生活中某些不可能实现的愿望，并与自身的活力和弱点相关时，她立刻明白了，以前之所以会沮丧，是因为忽视了生活中的矛盾。为了掩盖内心深处的不安，她经常用"医生诊断—药物"，甚至是每天的定时发作来消除心中的焦虑。当她这么做的时候，她同时也在摧毁自己的活力、挑战生活的勇气、曾经追求的梦想，并且离自己渴望的生活越来越遥远。

所以，丽娅要想真正解决问题，就必须面对自己一直在回避和拖延的选择。事实上，这也是她唯一可做的选择，即以一种不太完美、不太安全的方式活下去。

丽娅很快就决定要换种生活方式，当她发现自己和丈夫之间几乎没有真爱的时候，她花了很长时间才想明白这对她到底意味着什么，正因为清楚选择后可能面临的生活变故，她才会如此迅速地做出了要改变的决定。

但是，很多事情并非想象得那么顺利，当她感到孤独的时候，她又开始想找个人结婚。她开始阅读更多的爱情小说，为自己编织浪漫的爱情，构想无忧无虑的生活。

二、分析和讨论

丽娅一次又一次突然发作的焦虑情绪看似病态，其实不然。对她来说，这只是一个来自内心深处的提醒，不时发作的焦虑情绪实际上是在不断地告诫她——要时刻与日常生活中的焦虑情绪做斗争。从表面上看，她成功地粉饰了自己的安全感，但在内心深处，她又无法欺骗自己的感觉。不用太多的提醒，丽娅很快就意识到自己没有用心对待每次的选择，为此她深感愧疚。丽娅认为自己不该放弃那么多追求去换取安稳的生活，因此深感后悔又不愿面对。事实上，她的焦虑情绪正源于此，每次看似病态的发作不过是在掩饰内心深处深深的后悔和愧疚罢了。

对于丽娅来说，要想让她接受"生活中处处有危险，人只有不断地与焦虑情绪做斗争才能获得成长和幸福"的想法是极其困难的。她根本不承认现在的行为是一种逃避，要想让她接受这个观点仍需要很长的时间。

和大多数焦虑症患者一样，丽娅总喜欢在一些无法挽回的事情上耗费时间和精力，在无法避免的危险面前极力寻求安全感。

但是，在我们的生活中，在个体的成长过程中，总有一些自然法则是不可预期的，总有一些命中注定的事情是不可避免的。当我们努力创造一个新世界时，这些不确定性因素可能会残酷地宣告我们的失败。只要有不确定因素的存在，我们的生活就永远无法达到被完全操控的状态。所以，人在这个世界上不会有不朽，也不会有完全确定的发展，更不会远离焦虑。由此可知，在现实生活中，最想逃避现实的人，往往是那些强烈地意识到自己有局限性的人。如果一个人总是无法真正面对内心深处的焦虑情绪，那么他注定要在未来的日子里体验到更深刻的焦虑。

从这个意义上说，生活是残酷的：命运总是喜欢折磨那些没有勇气直面人生困境的人。当他们按照自己的想法试图逃避生活的考验时，命运将在不远的未来给他们以更严厉的惩罚。

事实也是如此：当个体以被动的、自欺欺人的态度回避焦虑时，他不仅不会找到慰藉，还会体验到更多、更深的焦虑；当个体以积极的、现实的态度直面焦虑时，他不仅会迅速地找到生活的勇气和自信，还会比以往更有活力。

面对丽娅的焦虑，治疗师帮助她找到逃避焦虑并在生活中退却的原因，鼓励她直面焦虑，帮助她认识焦虑对人的积极作用，和丽娅一起寻求具有建设性和创造性的解决问题的方法，使她最终获得成长——不用借助治疗师的力量，就能独自揭开自欺欺人的面纱。

从存在主义治疗角度说，这一步骤适用于所有焦虑症患者的治疗。

焦虑症的整合治疗案例

一、临床特点和治疗经过

朱某，女，34岁，已婚，育有一女，初中文化。

一年前（5月13日）因紧张、害怕3个月来就诊。

3个月前因考虑"家里是否盖新房子的问题"而出现紧张、害怕，伴入睡困难、睡眠浅、多梦。头脑不时地"胡思乱想"、担心，尤其是经常会想到与"生病""死亡"有关的事情。比如，看到坟墓就害怕；不敢坐电梯和汽车，经常是一上车就出现头痛、心慌、窒息感；担心睡不好而提前衰老；为女儿和丈夫的身体状况欠佳而担忧；她的父亲曾患"抑郁症"，害怕自己也会像他一样；看到或听到周围有人去世就会出现身体不适和紧张；伴有记忆力下降；自家开店卖鞋子，有时会把钱弄错；偶有腹部不适，否认有持续的情绪低落；食欲一般，体重无明显增减；月经尚规则。

一年前在诊所看到别人输液时晕倒，此后出现看医生时不由自主地紧张，害怕抽血、打针。两天前在输液时出现紧张不安和胸闷。

家庭关系尚可，其丈夫比较本分，没有不良嗜好，但比较严肃（跟小时候印象中的父亲很像），经常板着脸，她心里有些不舒服；婆婆、小姑子对她也还可以，但当她们来家里的时候，若不在她家住宿她就有些不高兴。当她们说话语气重些时也会难受；她的嫂子也令自己有些"怕"。

朱某有两个姐姐。父母当年为了生男孩躲出去，结果又是个女孩，很是失望。小时候，父亲对她较严厉，觉得她是多余的。初中毕业后，她到南京的姑姑家学做生意，表姐对她较凶。

精神检查：在交谈过程中，患者神情紧张，不时皱眉，语速中等，反复表达自己目前遇到的困难，担心得"大病"，存在强迫性思维，未见幻觉、妄想等精神病性症状，自知力充分。

躯体检查：脑电图（－）；甲状腺功能（－）；血常规＋生化筛查（－）。

心理评估：

（1）SCL-90项：强迫、焦虑、恐怖及其他项目（睡眠、胃口相关方面）因子分为中；躯体化、人际关系、抑郁、偏执、精神病性因子分为轻；无敌对因子分。

（2）心理健康测查：焦虑因子分为72分，疑心因子分为63分，兴奋状态因子分为62分，为35/53模式，提示敏感多疑、纠缠，临床指向疑病性人格。

诊断：焦虑性神经症。

治疗：

（1）认知行为治疗。

（2）渐进性肌肉放松训练。

（3）运动。

两周后（5月27日）复诊：每天坚持放松训练2次，每次15~20分钟，睡眠、胃口有改善，对身体的担心少了。患者能自己去接送小孩。继续认知行为治疗。

三周后（6月16日）复诊：在店里工作还算顺利，有时空闲下来会"想很多"，比如，和店员的关系、外出是否会发生意外。常常发呆，别人跟她打招呼时会觉得不好意思。今日来医院时在公交车上出现过"头晕、很难受"的现象，又联想到输液晕倒的事情，后来通过看车窗外或者玩手机转移注意力的方式缓解比较有效。

继续给予认知行为治疗；给予正念禅修中的"观念头"训练，每次至少15分钟，每天至少练习2次；运动（跳绳）。

四周后（7月8日）复诊：通过坚持练习，感觉好转一些。只要不受刺激就基本没事。但听到不好的消息仍会害怕，比如听到店里员工说自己的邻居"心脏病发作，差点丢了性命"，心里咯噔了好几天，怕自己突然有一天也会遭遇不测。后来去当地医院做心脏相关检查，结果显示没有异常，医生告知她可能是心理作用。睡眠时好时坏，但已经不担心对身体有影响，白天不再感到很疲劳。

来访者觉得接下来自己可以应对大脑里的担忧及睡眠情况，就诊一次需要赶150公里的路，店里生意又太忙，难以抽出时间，决定暂停治疗。

在中断治疗7个月后，患者于次年3月2日第四次前来就诊。主要是因为存在"不自觉的恐惧"，用转移注意力的方法有时有效、有时无效；睡眠仍时好时坏；"容易生气"，"没什么主见，在乎别人的看法"。

心理评估：

（1）应付方式：求助、幻想倾向性高。

（2）明尼苏达多相人格测验：谎分偏高，精神衰弱因子分最突出（70.75分），疑病因子分为66.41分，抑郁因子分为67.07分，癔症因子分为61.16分。为27/72模式，可能存在以下特点或倾向：常有模模糊糊的体诉，如疲劳、精神不振、厌食、心区疼痛、失眠等；这类个体性格温顺，被动依赖，犹豫不决，易焦虑、紧张，神经过敏，过于拘谨，过分担忧；常感到难以适应，不安全，自卑；有强烈的成就感和成就认同感，同时又有自责、自罪倾向；自我要求高，情感体验深刻，一旦未能达到预期目标就会产生自罪感和自我惩罚；遇到压力过分依赖，需要得到别人的关怀和帮助。

治疗方案：经协商，来访者这次决定完成"禅疗"的全过程。具体项目如下：

（1）解释"禅疗"中的"接纳""停顿""专注"等原则和技术要点。

（2）进行"观呼吸"训练，每天至少两次，每次至少15分钟。

（3）观看电影《千与千寻》。

（4）参照《与自己和解：用禅的智慧治疗神经症》一书，练习"正念走路"和"日常生活禅修"。

（5）阅读《与自己和解：用禅的智慧治疗神经症》中的禅学格言、诗偈和故事至少各一篇。

（6）记日记、成长史和梦。

两周后（3月16日）第五次就诊。其症状有改善，已走上"正念之路"，"看着丈夫脸色不好时会换位思考"，对千寻"带着恐惧做该做的事"印象很深。下面是3月12日的体验（注：本小节中【】里的内容是治疗师的批注）：

好久没有心慌了，半夜醒来居然心慌，没什么，断断续续睡到早上6点，和丈夫聊了一会儿，然后起来做观呼吸50分钟，感觉很好。【"症状"有时就像"调皮的孩子"，不时地会出来"捣蛋的"，去拥抱他！】

处理：

（1）"旁观身体感受"训练。

（2）探讨"顺其自然"和"为所当为"理念。

（3）参照《与自己和解：用禅的智慧治疗神经症》一书，练习"正念进食"和"日常生活禅修"。

（4）观看电影《生之欲》。

（5）阅读《与自己和解：用禅的智慧治疗神经症》中的禅学格言、诗偈和故事至少各一篇。

两周后（3月30日）第六次就诊。其症状继续改善；头脑中会出现"令人痛苦"的感受，但已能"自然地接受"；明白《生之欲》中的"用意义去战胜死亡恐惧"。

处理：

（1）探讨禅学中的"去'我执'""放下""当下"等理念。

（2）训练"声音正念与思维的正念"。

（3）阅读《与自己和解：用禅的智慧治疗神经症》中的禅学格言、诗偈和故事至少各一篇。

（4）逐渐对害怕的对象进行脱敏。

（5）观看电影《绿野仙踪》。

两周后（4月13日）第七次就诊。就诊当天在回家的路上看到公墓时就停下了车，在墓旁做"观呼吸"和"观躯体感受"练习。开始时有些恐惧，后来恐惧感慢慢消失；运用同样的方法，在车上、电梯里都如此实践，"非常有效"；对丈夫、婆婆、小姑子、嫂子已"没那么害怕了"，觉得自己对丈夫的害怕与小时候父亲留下的"心理印象"有关，对婆婆、小姑子、嫂子的害怕与20岁前表姐留下的"心理印象"有关；看完《绿野仙踪》之后，体验到了"家"的意义（包括现实之家及心灵之家）。此后恐惧感明显减少，生活已变得自然了许多；坐车有时仍然会头痛难忍。

处理：

（1）探讨禅学中的"直心""平常心""旁观"等理念，告诉其减少用"脑"思考而增加用"心"体验的重要性。

（2）"观情绪"训练。

（3）观看电影《黑天鹅》。

（4）阅读《与自己和解：用禅的智慧治疗神经症》中的禅学格言、诗偈和故事至少各一篇。

两周后（4月27日）第八次就诊。其体验能力已逐渐增强，要生气时能观察到身体和心理的一些感受；把"直心"和"平常心"与《黑天鹅》联系起来。下面是其日记里的内容：

回家的路上，我对丈夫说，医生说我可以去演一个"黑天鹅"。"白天鹅"太好演了，越在乎自己的"好"与"坏"就会被压抑得越深。但是这"好"与"坏"都是自己，也就是说，黑白天鹅都是自己。人这一辈子不可能永远是"白天鹅"，"黑天鹅"也要过来客串的，那才有意思。【这是人的两股力量，如果得到整合，人格就会更加完整。】

回想起医生说的话："念头"出现归出现，不要跟着"念头"到处乱跑就可以了。这次明白了，我是跟着"念头"跑，在脑子里转来转去，整天活在"念头"里。【正所谓：不怕念起，只怕觉迟；念起即觉，觉之即消。】

回到店里，有人问我去哪里了，我拿出刚买的擦手药膏，问的人说"你去医院了"，我笑着说"是啊"，那个人也就不再说话了。【这有点"直心""平常心"的意思了，敢说"我去看心理医生了"吗？】

处理：

（1）探讨"疯一回""放浪形骸"问题。

（2）"探索困难"冥想。

（3）观看电影《凡夫俗女》。

（4）阅读《与自己和解：用禅的智慧治疗神经症》中的禅学格言、诗偈和故事至少各一篇。

两周后（5月11日）第九次就诊。她说自己正在接受"死亡教育"：睡不着时就两眼盯着天花板；在行驶的车里能"彻底放倒"，静静地在座位上做"正念"练习，头痛明显改善了；坐了两次摩天轮。对《凡夫俗女》中的追求"自我"比较赞同，觉得以前关于"女人结婚后就是做辅助工作"的认识有问题，现在对自己店里的工作变得比以前积极、主动。下面是她日记里的内容：

今天探索了"念头"。恐惧念头、三个"念头"来回变化，我就用"心"跟着去，去看看那个"房间"到底有什么。"念头"就是一张死人照片和死人的儿子穿着白衣服在跪拜，我就专心进去，跟着"念头"再进入里面的房间，黑乎乎的，没有什么，我就停在那里。以前不敢想下去，今晚我试着探索自己内心的"念头"到底有多恐惧，结果是"也没什么"！【你这"探索困难"做得很好，有些类似"意象疗法"了，穿越了，发现的确"没有什么"！值得祝贺！】

今天早上一直在车上，紧张感比以前要少得多。我在座位上一直看着前方，本来看前方很容易出现"恐慌的念头"，但这次我就特意这样看着，很快就到了医院。看完医生回到家已是下午，感觉头有点涨，但也能接受，不再熬不住，继续做着生意。【这就够了！】

处理：

（1）运用"空椅子技术"与内心"父亲意象"和"表姐意象"和解。

（2）"宽恕冥想"训练。

（3）观看电影《爱丽丝梦游仙境》。

两周后（5月25日）第十次就诊。患者情绪稳定，自感"越来越好"，恐惧念头有时会出现，但不会干扰工作和生活；睡眠问题完全解决，有时坐着都能睡着了；认识到"女人也不能把自己困在'家里'，得有自己的追求和梦想"。

心理评估：

（1）SCL-90：躯体化、恐怖因子分为轻，其他因子分为无。

（2）心理健康测查：没有一个因子分偏高。

处理：

（1）"慈悲冥想"训练。

（2）以"观呼吸"为核心，继续正念训练。

下面是治疗期间的梦境，按先后顺序记录。

梦一：昨晚忘了具体梦见了什么，吃了什么东西，原来是鸟粪，忽然觉得好恶心，就醒了。【每个人内心都存在"脏的"部分，承认它和接纳它吧。】

梦二：梦见送葬队要来了，看见一群人穿着白衣服。我赶紧逃到一个没盖好的房子里，和小姑姑的女儿在一起，但从窗户也能看到送葬队，我不想看，好像惊醒了。【"不敢向内心深处探险"？这就是恐惧的原因！】

梦三：我和妈妈在家，刚盖好的房子，门口挂了"乔迁之喜"的红布，听人说不能挂，有人要来检查，别人家都拿下来了，我也跟着拿下来了。把红布放在哪里好呢？我和妈妈决定爬楼梯逃跑，可是房子楼梯没造好，只有竹梯。我俩爬啊爬，感觉要掉下来了。我妈妈爬上去了。【想逃，心灵深处的东西是逃不掉的！】危险，检查的人已经跑到我房间里了，我决定还是不逃了，下楼去招待他们。做了饭吃，梦醒了。【置之死地而后生。"恐惧的小孩"在冒险旅行了，挺好的！马上与"潜意识"中的"阴影"和解了，祝贺！】

梦四：梦里有人把我买的1000多元的红衣服穿走了，叫他拿回来。梦醒，记忆中糊涂。【"内心小孩"非常怕"被遗弃"和"丧失"。】

梦五：梦见在拜佛，我说"我有话想说"，阿婆说"你不用说了，难道你想解开？"说完，我再望了佛一眼，佛像旁摆着两三张遗照，戴着黑布。我走出去了，走到一个地方，碰见一个送葬队，他们穿着白色的衣服，还有头上也戴着白布。我赶紧逃到一个房间，一进去，又碰到一个送葬队，还有棺材。我看到了，也走了过去，告诉自己，再出去，就没有了。梦醒了，这个梦很清晰，醒后还回忆了很久。【已在向内心深处大胆地旅行、探险了！祝贺！穿越"黑暗"的确什么也没有！】

梦六：和小时候的玩伴儿一起，坐在那里等车，玩伴儿说坐飞机，我说我不敢坐飞机，坐车可以。忽然眼前就出现一架飞机，停在旁边。玩伴儿告诉我，很快的，半个小时就到了。好像我们又是坐在车上，车里好多人跟我说"没事，坐飞机，很快的"。梦惊醒了。早上起床，胸口有一点堵。或许还有事情没有去体验，我想一定要单独去坐公交车。是不是梦里已经告诉我坐车一定可以，只是我不敢去面对！【害怕飞机，是害怕速度？是死亡恐惧？】

梦七：片段一：和初中同学在操场上，我拿着一个非智能的老手机正要发信息。一个调皮的男同学走过来，说"这手机好差"，笑我。我的手机顿时就坏了，我抬头看见前面站着一群同学，我问他们，谁有手机借我用一下，一个女同学（家庭条件很好的）拿出最新款的智能机给我，我叫她发信息，她说不发。梦醒了，模糊的记忆。【外在的总是靠不住，做真实的自己吧！】片段二：现在的房子。在后面的一个房间，婆婆洗好衣服要晒，我和她打开窗户，把竹竿放好，外面有几根绳子，我把竹竿放进去。等我挂好衣服，打开窗户一看，后门外居然是大海，很清爽。我又看到我家的房子砖头有点裂缝，好像要倒掉。梦就醒了。片段三：也是关于房子的，不太记得，梦中有句话说"你原来就是这样子"。【房子的意思是"心房"，只要打开就好，接纳自己本来的样子就好！】

梦八：走在路上，忽然看见一个女的，有点害怕。我对自己说"我看见了，我看见了"。（场景转移）梦见小学同学，我对她说"我们以前是同学"。她说她看见了，我问她"看见什么了"，她说"好像一座'坟'"。我惊醒了，醒来心慌一阵。【看到了内心深处就好！】

梦九：梦见初中读书时代，和正班长坐同桌，她在桌子上写诗，忽然来了3个男的，有个人问接下来该写什么，她说忘了，那个男的就骂她："不记得还写什么诗"，她不敢回答。我就回答那个男的，忘了说了什么话，那个男的就被我说走了。我问班长，你怎么不把诗写下去，她说不敢。接着，在一个老房子里，上次去找了很久也没找到，不知还在不在，老房子黑乎乎的，我说找一下。我们坐在椅子上，来了一个送葬队，六七口棺材，盖着白布，班长说自己不敢看，我说我敢看，我就故意看了一下，还用头颈碰了一下。梦醒了。没有恐惧、心慌。【这就是你好转的表现，因为你已在向内心深处旅行了。】

梦十：我睡在娘家老房子门口，还盖着被子，是爷爷家的门口，没有门。我看了一下房间，心想：里面肯定挂着爷爷奶奶的照片。我看了，里面没有灯，黑乎乎的，好像隐约看到一张照片，梦里模糊。接着梦见爸爸，他跟我要发生关系，我害怕，心想，我要带他去看医生，就不会这样了。(这个梦让我想到"黑天鹅"，像主人公搞同性恋，接受同性恋，会慢慢好起来。像我梦里接受"爸爸"，其实这个"爸爸"也就是自己。这样，就不会再有这种"想法"了。真是一个荒唐的梦。)【不荒唐，"爸爸"是自己"潜意识"中的"另一个自己"。】

梦十一：仿佛和"死一回"一样，我心里想着"疯一回"，睡着睡着就好像飘了一下，梦很快就醒了。(是我真的"疯一回"了吗？)【你觉得呢？】

梦十二：片段一：梦见和爸爸坐在一起聊天。我发自内心地告诉他，爸爸有救了，会好的，他不相信。我对他说，我也有和你一样的症状，头痛、心慌，靠看迷信是没有用的，我带你去医院。爸爸有点笑了。【与自己"和解"了！】片段二：梦见大姐，她把一个房间打扫得很干净，门窗全部挂着蚊帐，房间里连个蚊子也没有。后来记不太清楚了。【"和解"之后，当然干净了！】

梦十三：就诊前最后一个梦：梦见嫂子骑车，我有点开心地告诉她，以前我真的是心理作用，现在好多了。这一年，我每天都在心慌中生活。嫂子听了没说什么。【是的，是"没什么"，潜意识里的另一个自己也知道了，并原谅了自己的"对抗"。】

下面是患者成长史的记录。

我的童年

我有两个姐姐，父母当初为了生男孩，逃到外地生的我，不料还是女孩，爸爸说回家养大算了，不再生了。我在 6 岁回到老家，妈妈最疼我。我看到爸爸心里面总是害怕，因为想起他喜欢赌博，妈妈去叫他回家，回来他们就吵架、打架。小时候，爸爸给我的印象就是很凶。

小时候，我家里开小店，会有好多小朋友来找我玩，我就带他们玩。有男孩、女孩，他们都听我的话，去山上办过家家，还有唱戏，捉知了，在河里捞螺丝，去小溪和许多小孩子一起游泳。好像我就是个孩子王，我去干什么，他们就跟着干什么。

记得好像读三年级时，我也不知道被什么吓到了，躺在一张床上。一个人整天叫妈妈，因为家里是开小店的，妈妈要看店，所以有时候她回答我，有时不回答。我想床下面可能会有什么东西，整天怀疑，直到后来喊妈妈喊得累了，我就哭，哭累了，就继续躺着休息一会。直到双脚不能下地，妈妈叫了本村的一个医生过来给我看病，后来又去了城里医院看，医生说需要住院，住院 49 天。以前听妈妈提过这事，说当时可能是有什么炎症，具体记不清楚了，只知道打了很多激素。我记得自己是怎么住院的：一开始我是打青霉素，一天跑医院一次。有一天，护士告诉我妈，如果打下去难受就叫一下。刚打完一会儿，心里就想着护士说的话，好像开始难受，就告诉我妈，这样住院了。在住院输液中，我看到自己的手瘦了很多，心里不禁很伤心。我知道家里穷，没钱治病，钱都是借来的。我心想，哪有那么多钱治病，想着想着就伤心起来。而且家里已有欠款，爸爸又爱赌、不干活。妈妈一个人赚钱，有时到开学了，去买文具用品，都会担心没钱，问爸爸要学费，他总说没有。

【现在对丈夫有些依赖，不断出现症状，会是"怕他像父亲一样，再失去安全感，没有依靠吗"？】

差不多那两年，我每天起床，第一件事，就是哭。我告诉妈妈我要新衣服，怎么每次都穿姐姐们的旧衣服，大概哭了一个月左右。妈妈和姐姐都笑我，我那时也不懂事。【所以现在就在乎"外界"？】

小时候，我们家条件较差，厕所是在外面的，有一天，忽然来了一个傻子吓我，我当时就叫了起来，爸爸过来说了他，另外一个人更是骂了他，然后那个傻子就跑了。【就这样，慢慢地，"安全感"少了。】

初中时代

我的性格内向，不爱和陌生人多说话，看到有亲戚来到我家就躲到前门。我和几个说得来的同学会说话，和同桌经常为小事生闷气。记得有一次，同桌和别人坐在一起，我就生气了，然后和另外一个人不是同学，就玩得很好，那是在气同桌不和我坐在一起。

【"心灵"中还有一个"怕受伤"的孩子？】

学业结束后

17岁初中毕业，我和一个同伴去南京学做生意，在姑姑的二女儿家帮忙卖童鞋。我一开始什么都不会，乡下人进城跟个傻子一样，坐公交车还从后门上车。表姐总喜欢说别人不好，总是挑刺，她一天要说我们好几次，【所以平时听到其他人说"不好"的时候，心里马上会"触动"一下？】不过现在我已记不清她说了我什么。记得当时同伴也不习惯，看不惯表姐整天说我们不对，于是我俩就约好不干了，一起回家。姨妈和姨夫好像不太开心地把我们俩送到家中。

姨妈对我妈说："她同伴家里条件还算可以，你们家不好，我是在照顾你们，带她出去见识见识，以后做生意，找对象也好找一些。"我妈听进去了，整天在我耳边唠叨。我后来又硬着头皮去了南京。就这样，日子过得还好，开始自己进货。表姐什么都不管，店里新货一律由我来管，晚上把卖货钱交给她就可以了。有时候布店忙，也偶尔会去帮忙，过得很充实。店里有一个小工阿姨教会了我很多东西。

在表姐家呆了6整年，后来因为大姐要生孩子，而她在无锡的鞋店没人管，需要我帮忙，我就去了。表姐和大姐有电话联系，大姐说表姐舍不得我走，就说再开个烟店，叫我去看店。但后来在大姐那里似乎得知是因为我在南京待烦了，而且年龄也不小了。

我来到无锡后，一个人看店，和周围的人玩得很好，因为是新开的店，也没什么生意，就和别人下棋、聊天。过了一个月，大姐生了，和姐夫一起来到无锡。姐夫听别人说，我曾带男的来住宿，和他们玩得很好。我发现自己被冤枉了，大发脾气，因为我确实没有，大姐劝我也没用，我就哭，心情不好，脾气很大。这样的情况从来没有过。【所以很在乎别人的评价，但又不敢表现"真实"的自己？】

就在那一年（23岁），我回到老家，因为没有工作，就在家里左思右想，不知道去干什么好。同学陪我去找工作，找到一家卖运动品牌店。第一天去，老板说不能坐着，要是能站3天的话就留下来。我很遵守规则，一天站下来我的双脚麻得不行，脚底也疼。本来不想再继续干下去，结果第二天又去了，第三天也坚持下来了。我被录用，于是就很认真地在那工作。那里的同事一开始都很怪，我就对她们很和气，自然而然，我认识了几个同事，和他们一起吃饭、逛街、工作，我们4个同事都玩得挺好，只有一个店长不怎么样。后来老板开了分店，要我当另外一个店的店长，我拒绝了。因为有的同事来得比我早，我怕这样不好，还是领班比较好。【不敢做自己？还是怕别人因自己的独立、能力强而不跟自己"好"了？】在这家店里，同事之间喜欢开玩笑。我有时做生意也挺搞笑，记得有一位个子 1.5 米左右的男同志进来问有没有背心，我就介绍一件女士背心给他，叫他试试。因为他个子不高，男款没有他的尺码，他穿上女款的还很合身，但他一照镜子，我就感觉好搞笑。于是我越看越想笑，忍不住跑到店里的仓库跪下来笑。【这就是就诊时问你"放浪形骸""疯过吗"的内容，在任何人的内心，都会有一个调皮的"孩子"，"他"喜欢"冒险和捣蛋"！】

三年的时间过得很快，同事们一个个都到了谈婚论嫁的时候。有个要好的女同事，订婚后就跟男方到外地去了，我当时有点伤心。日子一天天过去，也就没那么想她了。

24 岁那年，嫂子给我介绍对象，我去相亲，以前心里就想着对方个子要 1.8 米，要当过兵。这次相亲的对象，当时条件也还不错，家里卖鱼，我们就订婚了。后来因为他的原因，10 天后又退婚了，我一点也不后悔。其实在订婚前半年我就已经认识了一个男人（现在的老公）。【真的对于退婚一点也不后悔？探索一下！】我们性格相仿，他也内向，1.8 米的个子，不调皮，不抽烟，不赌博。我感觉和他合得来，很快我们就又联系上了，当时家里反对，爸爸希望我们三姐妹中最小的我留家中招女婿，而我在心里决定，父母不和气，经常吵，爸爸赌博，我不喜欢这样的家庭，我要嫁出去，不喜欢和父母在一起。【梦中的"房子"与这个"家"有关吗？】

【现在的症状或许就在提醒你去做"真实的"自己，所有的症状或许是对"不做真实的自己"的一种反抗！】

我结婚之后

26 岁时，我生了个女儿。现在我 34 岁，女儿开始上一年级。女儿出生 3 个半月时出现咳嗽，体质不好，住院吸痰，因为她那么小，所以我很心疼。到现在出现过两次这样的情况，我哭过，也和老公闹过脾气，还和婆婆生闷气。因为女儿经常咳嗽，有些牛奶、水果就没有给她吃。嫂子为此也经常说我，我也生闷气。

有时候，我发现自己会为小事情和老公发脾气，特别会生闷气，一般情况下老公就会哄我，有一次没哄，我就一个人躲在厕所，希望他能来找我。可是他没来，我想到女儿就回房间，看见老公和女儿睡着了，我一晚上都在生闷气。等第二天醒来，还是有点生气。

【现在对丈夫的依赖及身体方面出现的症状，或许都与"心内小孩""渴望"得到关爱有关吧？】

时间过得好快，一年又过去了，日子一年比一年好。欠的债也渐渐还清了，存了点小钱。村里要盖房子，想盖又不想盖。现在住两间三层楼，也够用了，只是靠着山，老公就想着跟着村里人盖吧。公公去世后，我们也希望有能力就盖到外面去。想到盖新房，我心里又担心，害怕欠债。这样的日子刚刚熬过来，不想回到以前欠债的日子。犹豫、纠缠，这样持续一个多月。

有一天，我去上班，听说一个卖手机的女人在睡觉中死了，周围的人议论纷纷，有人说是睡不着引起的。这个女人很有钱，但为什么不去医院看看呢？当天晚上，因为盖房子，家里来了好多村干部，我也跟着老公在楼下谈论房子是盖与不盖。晚上，半夜上厕所后，忽然睡不着，就冒出"念头"，会不会跟卖手机的女人一样睡死了。几个晚上反复这样，然后又怀疑跟爸爸一样得了抑郁症，又怀疑会和表嫂一样因"抑郁症"跳河死了。就这样，白天思想不集中，晚上睡不着，容易惊醒，还抓了中药。前两天晚上可以，邻居说，吃中药也没有用，信了邻居的话就越来越烦，心慌、头痛、害怕、焦虑……【看来这心魔还很厉害的！】

有一次，姐姐在医院查出有乳腺癌的症状，要进一步检查，要开刀后才知道是否为良性。那天我很着急，不知该怎么办。我就先帮姐姐办好住院手续。转天要开刀，姐姐却说先回家踏鞋帮（做鞋子一道工序），还有一点没做完。我真佩服姐姐的心态，万一查出来是恶性的怎么办？第二天，我坐在手术室门口，等了好几个小时，最终结果是良性的，也就放心了。几天后姐姐就出院了。

没过几个月，我因为月经快来了，乳房也有肿块，就怀疑自己是否长了什么东西。我去医院做了 B 超，医生问我多大年龄，我说 30 岁，他说，这个年龄应该不会有什么问题，B 超结果出来显示一切正常，我就放心回家了。从此不再怀疑。【但疑病、恐惧的"种子"落下来了。】

有一次，我半夜拉肚子，从来没那么痛过，脸也青了，全身没力气，出汗。我告诉老公，他说赶紧送我去医院。但是我之前因为输液有过焦虑、心慌，就对老公说，一会儿拉完就没事了。我吃了药，躺在床上睡了一觉。第二天去卖鞋，真就没事了，一天就过去了。

有一个晚上，在我们村里有做广告卖皮肤药的。我和女儿在看，看完回到家。我洗澡时发现身上起了一堆红疹。没在乎，睡到天亮醒来，换衣服时发现红疹面积大了，去医院查出来是荨麻疹，医生要输液，但输了几天液也不见好。在第三天，我正在输液，旁边有个也在输液的女人说好难受，没想到一会儿我也跟着慌起来。我好害怕一个人待着，赶紧叫医生帮我拿掉。医生问我怎么了，我说我很难受，好像是心理作用，当时真不知道是啥情况，就赶紧给妈妈打电话，叫她过来。妈妈来了，心里稍微好些。输完液后就回家了。【大脑里的"警报器"响了，但这是假警报。】

我怀孕 4 个月时被查出有高风险，医生建议去抽羊水。我很担心，咨询了好多人，她们也有这类情况，有的去检查了，有的没有去。我每天担心，最后想想还是没去，就算不好我也要生下来照顾这个孩子。好在女儿到现在也没什么大问题。

【"冰冻三尺，非一日之寒"，这些就是你现在恐惧的"潜意识"原因，所以治疗也必须逐渐向"潜意识"探索，带着"内心恐惧的小孩"冒险旅行！】

再次回到小时候

十几岁那年，有一天村里停电，有个小孩来我家玩。我们在邻居家门口玩，一不小心我推倒了邻居小孩，他刚好撞到玻璃上，划了一道很深的口子，流了好多血。我慌了，赶紧拿来创可贴，叫她不要告诉父母，就说自己不小心弄伤的。我把她背到她家，放家里就走了。【还挺"机智"的呢！】

半个小时后，我爸爸知道了这个事情，打了我一个耳光。爸爸一直以来表面看上去很凶，但从没打过我，这是第一次。我哭得很伤心，躺在床上，点着蜡烛。妈妈也在，还有一个阿姨也在帮我说话，叫爸爸不要打了，不要骂了，"看小孩吓成这样了，下次这种事情要先告诉父母"，我说知道了。【梦中的"怕血"与此有关吗？跟爸爸的行为有关吗？】

记得有一次（小时候），我因为胆小，碰到有人吵架，就心跳加快，可能是我小时候父母吵架太多的原因。结婚前我去医院检查是否有心脏病，查了心电图，一切都正常。我告诉医生"我怎么看到吵架就心跳加快"，医生说"心跳有感觉说明你的心脏是好的"。可能是我想多了吧。【也是内化的结果，怕自己的状态回到童年？】

有一次我和老公吵架生气后，乘坐他哥哥的车子，婆婆也在，他们说去姑姑家，我说不去，一会儿叫老公去，他们就说我，还说"以后姑姑小孩坐月子都是你的事，还叫你老公啊"，我没回话，但心里很生气，心说我管不着。到了店里，我就学给老公听，他还说他们说得没错。这样，我更加生气了，气哭了，他们都站在一起说我。那天晚上我没吃饭，第二天也不吃饭。婆婆劝我，老公哄我去上班，我就是不听。回想自己的性格，真是"牛脾

气"。【这不是"牛脾气",是内在的"小孩"受伤了。】

后来我打电话给二姐,和二姐出去公园玩玩聊聊,然后气消了。再说到一件事。有一次,我们办了鞋厂,婆婆因为说了一句让我不舒服的话,我就不开心,好几天不和她笑,不和她说话,只顾自己,直到有一天,婆婆先叫了我,我们才和好。【"内在"的小孩渴望关爱,要"面子"!】

小时候,妈妈不知在哪弄来一只猫,她抱着猫拜了一下房子,叫它管好。我对这只猫很喜欢,有时候还牵着绳子逗它玩。有一天,它长大、长胖了,不知道去了哪里。妈妈说被人吃掉了或者逃到山上去了。【成年后做过与"猫"相关的梦,这也是"被遗弃感"的原因之一?】

我很喜欢看戏。有一天晚上,和两个同村的女孩去好远的地方看戏。3个女孩都是17岁左右,那时候快高中毕业了,希望能碰到好看的男孩。后来准备回家,我们走在路上。有两个男孩骑着摩托车追上来,我当时很慌,就一个人跑啊跑,他还是追,最后告诉我别跑了,两个伙伴都已经停下来了,我也就停了下来,最后跟伙伴一起回家了。第二天晚上,我们3个又去了,回家的路上,碰到一帮喝醉酒的男人。我们走在前面,他们一下子抱着我们3个不放。我用力挣扎,逃到一户人家房子边上。后来我们3个人一起心惊胆战地回家了。回到家里,睡在床上还是慌慌的。这件事从来没有和父母提过,包括姐妹们,一直埋在心底。【这些可能也与现在"内化"了的恐惧有关!】

说到这里,我想起有段时间在外地,我和姐夫单独在一起,姐姐要先回老家待产。那天他要回老家,我们吃了早饭,我发现他的眼神不对,一直看着我,我心里害怕,赶紧去店里开门。我开了门,赶紧打电话告诉我姐,然后躲到一个地方。差不多10点，他该上车了，我才又回到了店里，但心里还是很慌，没和任何人说起。我知道这是丑事，晚上我回到家中，感觉什么也没发生一样。这个事情和老公也没提起过。【这不是丑事，只是曾经的经历而已。许多成年人梦中各种症状都与潜意识里的"性"有关，需要继续探索。】

那些害怕的事，我告诉过老公一点点，他说"你发神经啊"，我说我就发神经一次，不然走不出去，老是埋在心里。【只需要自己与内心里的"另一自己"和解，不一定要告诉别人，因为其他人是难以理解的。】

有关于"死"的记忆

记忆中我的两个姐姐从小在家里踩鞋帮，好多老年人就喜欢到我家来玩，乘凉。后来其中有一个老人去世了，棺材就停在马路上，棺材旁还有灯亮着，我就关好窗户和窗帘，怕看到棺材和灯。【这就是现在潜意识里恐惧的原因之一。】

七八岁时，邻居家的老奶奶去世了，我过去看了，站在路口，看见棺材。好多人穿着白色衣服在忙碌。忽然山上着火了，整棵树也着了。

八九岁时，一个同学的妈妈，因为婆媳关系不好，婆婆冤枉媳妇拿了丝瓜，媳妇真的没拿，结果喝农药死了。我也去看了，好多人在办丧事，我也围过去。她婆婆一路上哭的声音很可怕。

【对自我成长过程中的探索很好，的确如此：童年、青少年期间留下的"记忆"会以各种方式在成年时再现。我们需要做的只是继续带着"心灵深处""恐惧"的孩子去旅行。"记忆"不是坏事，没必要去消灭，也消灭不了。现在可以将"曾经"的"故事"带着幽默感重新去叙述了！】

二、小结

该来访者的治疗过程比较完整，也取得了不错的效果，是整合认知行为治疗、禅疗、完形治疗等方法为一体的"整合治疗"典范。

开始时，治疗者以认知行为治疗为主，对缓解临床症状是有帮助的，但心灵深处的整合并没有发生，也就是说，她的心灵并没有成长，所以痛苦依然存在。

在运用正念治疗、日常生活禅修、领悟禅学理念、观影疗法、空椅子技术之后，慢慢地，她的人格获得了整合，意识与潜意识获得和解，所以就好起来了。用她自己的话说："别人看不出来，但我自己知道，现在真的不一样了！"从来访者梦中的内容也可以看出来这一点。

作者体会：

"禅疗"的基本思想是：万事万物都是变化的，但是人却会对本质无常的愉悦感受产生惯性的贪爱，执着地追求，希望其永驻，而对不愉悦的感受则产生怨恨、排斥、压抑等反应，希望其尽快消失。所以人类的痛苦、烦恼的根源不是外在的各种刺激源，也不是感受本身的愉悦与否，而是这种错误的反应方式。

"禅疗"主要通过"观呼吸""观躯体感受""观念头"等项目的训练，并结合阅读和领悟禅门语录、诗偈和故事等禅学智慧，能建设性地使用刺激与反应之间的差距，让心理障碍者学会对各种感受不仅是单纯地观察与觉知，改变"占有""逃避""压制"等反应模式，更应做自己的"旁观者"，使患者达到最终的觉悟和解脱。

这或许就是心理学家巴里·马吉德所说的"痛苦不会'从'生活中消失，而是消失'进'生活里"的意思。事实的确如此，如果学会改变"逃跑"和"排斥"模式，使用"接纳"和"拥抱"模式，那么苦难本身对我们的影响就会局限在最小范围。

附：案例中所用的正念六观训练的操作方法参照 P$_{135}$《药物联合正念疗

法治疗案例》

宽恕冥想训练和慈悲冥想训练的操作方法

一、宽恕冥想训练

宽恕冥想训练的指导语如下：

（1）选择合适的姿势坐好，舒服而又稳定，之后轻轻地闭上眼睛，将注意力放在呼吸上。让注意力回到你的身体内，像感受清风一样感受你的呼吸，顺其自然，让你的觉知也变得更加柔和，去体察呼吸中最精微的感受。

（2）在当下的安静与平和中，进行关于宽恕的冥想练习，感受你的呼吸、身体和心念，让你的身心随着呼吸的节奏柔和下来。

（3）让我们在心中请求他人的宽恕，出于痛苦或恐惧，我们总会产生本能的反应和对抗，我们毫不自知地被这种痛苦或恐惧迷惑，并因此而伤害他人。那么，此刻，让我们在心中真诚地请求宽恕。

（4）你可以跟我一起，在心中默念"如果我曾以语言、行为或心念有意无意地对别人造成过伤害，此刻，我愿意正视它、承认它，并为此而请求宽恕，请原谅我。由于自我的恐惧、痛苦及无明而对你造成的伤害，此刻，我以最诚挚的心请求你的宽恕"。

（5）在心中面对你自己，有很多人在这个世界上对待最苛责、严厉的人往往是自己，我们只有学会宽恕、包容、接纳自己，才有可能真正地宽恕并接纳他人。此刻，你可以在心中轻轻地默念自己的名字，让你的心变得柔和、放松。

（6）请跟随我一起默念："由于痛苦、恐惧和忽视，或者由于不诚实，我也许曾以许多种方式，伤害过自己。多年来，我并没有好好地关心、照顾你——我最亲爱的自己。此刻，我真诚地请求你的宽恕，我愿意给予你最真诚的宽恕。"

（7）让你的心尽可能柔软并接纳，你值得被宽恕，并因这宽恕打开你的心灵。曾经，我们因受到他人的伤害而痛苦，我们所经历的那些打击、拒绝和责难，让我们的心逐渐变得坚硬，但现在，我们仍然要学会宽恕，放下心中的痛苦。

（8）那些曾经以行为、言语或是想法伤害过我的人，那些我曾经受到过的伤害，同样是出于他们的痛苦、恐惧和无明，因此，现在，我愿意像宽恕我自己一样，以我此刻所能做到的，给予他们爱、接纳和宽恕。

（9）现在，找到你心中曾经封存的伤害、拒绝以及痛苦，尝试带着善良、宽恕去打开它，看此刻的你是否能够原谅它，并将它放下。

（10）在我们与他人心中，在我们所处的这个世界中，所有生命都渴望被宽恕、慈悲及爱所包容。所以，现在，就让我们在心中找到这慈悲、爱与宽恕，并将它们传递给这世间的每一个人。

二、慈悲冥想训练

慈悲冥想的指导语如下：

现在，我们来进行慈心观的修习。

采取坐姿，你的目标是培养对自己和他人的爱，承认一个事实：无论我们对外如何表现，人人都能体验到恐惧、悲伤或者孤独的感觉。所以，在这段练习中，应当祝福自己，并将祝福转换成对他人的爱。

首先，感觉一下你的身体，调整坐姿，尽量让每一个部位都稳定、放松。然后，专注地观照一下你的呼吸，然后观照全身。

准备活动做好之后，通过对自己说下面的话来表达你对自己的爱：

"愿我平安，不致遭受苦难的折磨。无论发生什么，我都会保持快乐和健康，愿我能够轻松地生活。"

不要着急，慢慢来，把讲出上面字句的声音想象成鹅卵石掉进深井里发出的响声。每次扔下一颗鹅卵石，然后倾听声响、思绪、感觉、身体知觉，无论身心出现何种反应，不要判断对错，它们都是你自己的反应。

"愿我平安，不致遭受苦难的折磨。无论发生什么，我都会保持快乐和健康，愿我能够轻松自在地生活。"

如果你发现很难对自己产生爱的感觉，不妨想想某个无条件爱着你或者爱过你的人，甚至宠物。当你切身感觉到他们对你的爱的时候，看看能否对自己也产生这种爱。

"愿我平安、快乐、健康，愿我轻松自在地生活。"

选择一个特定的时机，想想某位爱你的人，以同样的方式祝福她或他：

"愿他们平安，不致遭受苦难的折磨。无论发生什么，他们都会保持快乐和健康，愿他们能够轻松自在地生活。"

接着选择一位陌生人，可以是你经常在大街、公交车或者地铁上见到的人，你能认出对方，但也许不知道他们的名字，对其既不喜欢也不讨厌，虽然你不认识这些陌生人，但他们的生活极有可能像你一样，充满了希望与恐惧，他们像你一样也需要快乐，所以，请记住这些人，重复下面的话，祝福他们：

"愿他们平安，不致遭受苦难的折磨。无论发生什么，他们都会保持快乐和健康，愿他们能够轻松自在地生活。"

现在，如果你愿意进一步拓展本次练习，可以找一个自己不喜欢的人，不一定是你最不喜欢的人，只要感到不太喜欢即可。或许是工作时遇到的，或者家庭中的某个人，你目前对其有一定看法。无论选择了谁，你都尽量允许此人的形象在内心和脑海中停留，承认他们也希望过快乐的生活。

"愿他们平安，不致遭受苦难的折磨。无论发生什么，他们都会保持快乐和健康，愿他们能够轻松自在地生活。"

如果你感觉不到爱，不要担心，只要保持意念上的友善倾向即可。请记住，无论什么时候，一旦出现了紧张的感觉或者极端的想法，你总是可以通过观照呼吸的方式，找到锚点，以便关注当下，善待自己。

最后，把爱扩展到所有生灵，包括你爱的人、陌生人以及你不喜欢的人，这里的目的是，把你的爱扩展到地球所有的生灵身上，请记住，所有生灵当然也包括你自己。

"愿大家都平安，不致遭受苦难的折磨。无论发生什么，我们都会保持快乐和健康，愿我们能够轻松自在地生活。"

最后，把注意力引回呼吸和身体知觉上，在对当下一刻的清醒觉知中休息，做现在的自己，保持身心的完整和独立。

焦虑症患者的"禅疗"康复日记

徐女士，30余岁，患有"焦虑症"史数年，曾经服用帕罗西汀片和阿普唑仑片治疗，服药时有效，但数次都在减量过程中出现复发。遂于2018年3月开始来台州医院心理卫生科寻求心理治疗。

经过以"正念"训练为核心的"禅疗"，徐女士于5个月后停用药物，情况一直相对稳定。下文摘录自来访者的"自我疗愈"日记（【】里的内容系医生的批注），供焦虑症患者参考。

6月22日

今天我去医院做心理治疗，医生的一句话使我深有体会，他说到"怕"字。真的，做点事，我怕累坏了身体；想点事情，又怕自己想得太多；身上有点小症状，又怕自己得了大毛病……归根结底，就是一个"怕"字在作怪。

医生说，不管怎么怕，事情还是要继续做。只要记住"像健康人一样地生活，就能变成健康人"。

是的，我不像以前那样"只想消除'怕'的感觉"，现在不管我怕不怕，我还是会尽自己的努力去做事情，不管失败和成功。

今天下午去厂里上班，心情并不稳定，产生几次想逃回家里的念头，但最后还是克制住了内心的冲动，挨到了 5 点钟。【"想归想，做归做"，挺好的，其实，冲动来了的时候，我们并不需要去压制，而是去观察着它，让它在我们的头脑中来来去去。】

6 月 26 日

上午上班的时候，也跟平时情况差不多，总有点心潮起伏。快到吃中饭的时候，或快到吃晚饭时，心里总想着要吃饭，好饿，总觉得自己体质差，抵抗力不强，不能饿着。【这可能是"注意力固着"的原因，这时可以练习一下观躯体，看看焦虑的时候在身体上哪些部位产生什么样的感觉。】

以后我要改掉这种想法，我就是饿个三天也不会倒下，虽然做起来有点困难，但我会尽力。【改变之前首先是"接纳"这种令人不舒服的感觉这一事实。】

晚上，吃饭的时候心里又在开小差，觉得很不舒服，又回到呼吸和吃饭的过程上。我发现，当我集中精力在做某一件事情时，心理和身体是无比的舒服。【这就是"正念"治疗的精髓。】

晚饭后，可能是这一天比较舒服的时候，因为跟一帮人出去走路，锻炼身体，走着走着心情就好多了。【这就是焦虑症"行为治疗"的原理，有意识地放松身体，大脑会跟着放松下来。】

6 月 28 日

晚饭后，不知道是不是自己胡思乱想的原因，症状又来了，一种死亡的恐惧涌上心头，不过在我把注意力放在呼吸上时，这种不好的感觉一下子就过去了。【这就是我们把呼吸称为"锚点"的原因，风暴来了，我们是阻挡不了的，但我们可以把船"锚"在"码头"上。】

不管心里的感受怎样，我决定以后参照包医生《与自己和解》《唤醒自愈力》中的方法，学习"正念训练和正念生活"，一步一个脚印地把生活过好。

我深信，美好的生活在前面等着我。【不用等将来，活在当下吧！】

6月29日

出去锻炼前，我用右手扣了扣自己左手手腕，感觉这阵子自己瘦了不少。在路上碰到一个熟人对我说，你现在又瘦了，不要再做事情了，在家休息休息，别太累了。

听了他的话，我心里纠结了好长时间。我要不要做事情？这段时间，是不是真的太累了，使得自己又瘦了。

我的心情久久不能平静。最后我决定还是跟目前一样地生活，做事情，累了休息几分钟就可以恢复了，那就继续做。

热爱生活，爱家人，自食其力，辛苦工作，快乐就这么简单。

傍晚，雨下得特别大，风也不小，下班回来的路上我全身都淋湿了。这时，我的焦虑症又出现了。心里一边想着，唉！干活干得很累了，还被雨淋得像个落汤鸡一样，我的身体可吃不消，另一边又想，越是这样就越要冷静，我可不怕这小小的焦虑症。就这样，一边想，一边挣扎。我回到家里马上去洗了澡，换衣服，稍后慢慢有点平静。【这就是森田正马博士所说"忍受痛苦，为所当为"，也是"活在当下"的含义。】

这又是一次成功的争斗。

6月30

晚上我走路回来，就跟家人去打牌了。打着打着，觉得胃有点不舒服，不想继续玩了，就叫老公代替。当我站起来要走时，就感到一阵头晕目眩，眼前模糊一片，大脑什么也想不起来，一种难以形容的滋味在心里搅动着，我赶紧坐下来，静了静，几分钟后缓解了。【头脑中的警报器不时提醒你一下，不过，它提醒的恐怖内容似乎从来没有真的发生过，对吗？】

7月5日

这两天有点胀气，对各部位的疼痛也有点担忧，但相对以前还是比较平

稳的。【继续观躯体练习吧，看看身体上的症状想要告诉你什么呢？】

7月6日

看了一部电影，影片中有些人的生活大起大落，生活十分艰苦，他们都去克服各种困难，最后为自己的家乡带来新的生机。主人公的一句"无欲则刚"，将是我以后生活所要学习的。不管我头脑中有千万条思路，但我要走的只有一条路，那就是脚踏实地，一步一个脚印地走下去。【是的，对于我们普通人来说，在日常生活中体验意义，改变对待生活的态度，就是一种不可多得的"幸福"！】

7月12日

生活就这样有规律且一天一天过着。早上6点左右起床，晚上9点多睡觉。相对来说，晚上比白天舒服些。白天有时心情比较沉重，晚上就舒坦多了，也许是我到外面走路的原因。走着走着，总觉得安心多了，回到家洗漱洗漱，再做下冥想练习，一静下来就想睡觉。一说到睡觉，这几天睡觉也好多了，虽然也有半夜醒来的时候，但也能不知不觉地睡过去。【这就是我们就诊时所说的"顺其自然"，对于包括睡眠在内的各种功能性症状，我们唯一需要做的是与其和平共处，而不是消灭，否则就没有安宁了。】

7月20日

一个星期没有写日记了，今天有几次都比较烦，没有什么原因，就无缘无故地烦。如果是以前，我会想方设法让自己变得快乐，想到别的地方去，跟人家谈谈话。可这次我没有，我就想着，把自己手中的事情尽量做好。慢慢地，这种烦躁的心情也会过去。【看来你理解了佛陀的"人生本苦""无常"等含义了。】

7月21日

当我想到那些不切实际、非理性信念时，心里就不踏实，而且情绪波动大，恐惧感就找上门来。

今天我向别人借了 50 元，就有心理负担，总想那些古怪的念头，心情就七上八下。我以前说过，不管我脑袋里有多少条思绪，都会脚踏实地一步一步地走好，我都朝着这个方向去生活。【没关系的，继续"想归想，做归做"吧！】

7 月 22 日

上午一走进厂里，我就听到同事们在谈论早上有一个同事猝死了，大家一上午都在议论纷纷，以前我一听到这些事就马上走开，而今天我就把注意力放在手头的工作上，她们说她们的，我尽量不去想它。我发现，只要我肯努力，很多事情都不难做到。【是啊，对于不良的情绪和念头，我们是逃避不了的，最好的办法是"直接面对"。】

7 月 24 日

今天，我喝了一杯不知道是谁倒的茶，当喝下去之后突然一想，这杯茶是谁倒的，该不会有毒吧。多么可笑的想法，明知道是不可能有毒的，是自己的焦虑症在作怪。但心里还是慌慌的，想到就害怕。

就这样，生活中每天都有这种小插曲。【这就是我们需要做"观念头"练习的理由，因为我们的大脑每天会产生许多的"自动思维"。】

7 月 30 日

今天，我一个人去了另外一个县城。以前，我都不敢一个人走那么远的路。我知道不管做什么事，只要自己大胆地去做，我都能做到。以后，只要自己想做的事情，我都会去做，不会再去顾忌这、顾忌那的。【是啊，你看我在《做自己的旁观者》的封面就写着"生命是一场冒险的旅行"。只要我们能直面内在的"死亡恐惧、孤独、无意义、自由与限制"等"存在性"主题，那么我们的人生就会变得本真许多。】

8 月 10 日

好久没写日记了，今天想写点什么，提起笔又不知道写些什么。这几天感觉好了很多，有时也会胡思乱想，不过都是一瞬间的事情。心情也有波动，可都在自己能承受的范围之内。我觉得自己总有一天可以和健康人一模一样。【现在就是"正常人"！看《做自己的旁观者》中"谁是健康／正常人呢"这一节了吗？】

8 月 11 日

早上我又去找医生，不知不觉过去一个多月了，感觉时间过得好快。以前最难受的时候觉得度日如年，每分每秒都觉得很难过，不时地抬头看看钟表。

医生说我现在好多了，眼神也变得柔和了。很高兴听到这样的评价，这里一半归功于医生的方法（尤其是可以对照着包医生的"禅疗三部曲"进行练习，以前上学都没有这么认真地读一本书呢），一半有自己的努力，我以后将会更加有信心把每天的生活过好。【医生只像《千与千寻》中的白龙，只能给予一些指点，路还是需要你自己去走，事还需要你自己去做。】

8 月 18 日

当我走到人多的地方，就会心里一紧张，连走路都不会走了，走起路来好像一拐一拐的。因为我越是在意自己走路的样子，就越难自然地往前走。【这也是"注意力固着"以及"大脑和身体脱节"的原因，这时只要把注意力拉回到头脑之外的具体对象上即可。】

工作的时候会不知不觉进入幻想中，当自己意识到的时候，一时间又不知道怎么办。这时候，脑子里就记着：把身边的每件小事先做好。学着《与自己和解：用禅的智慧治疗神经症》里面"日常生活的正念练习"内容去过日子。【是啊，能这样，就是本真的生活！】

其实，焦虑症就这么简单，当你不把它当一回事的时候，该做事就去做事，它就什么事都没有。当你越怕它，越不想它干扰你的时候，它就越缠着你。说说简单，但做起来的确有点难。【是啊，如果不只是在"思维"层面

理解，能在"情感"层面真正的"领悟"，那就不存在"焦虑"与"不焦虑"一说了。】

8月26日

现在从日记变成了周记，不管如何，想到了去写写也挺好。至少能够帮助自己重新认识"过去的"自己，哪怕就这三五天里的变化。

这几天挺忙的，要准备开学了，两个孩子要读书，要给他们准备学习用品等等。他们来回都要接送，早上送去学校，然后直接拐去厂里，中午要接回来吃饭，吃了饭，洗了衣服又要送去学校，还好都在同一所学校。工作几个小时，下午又要去接孩子回家，虽然能想象得到肯定会忙、会累些，但这样的生活至少充实多了。【伟大的"母性"力量！】

9月10日

以前，我去工作，就是听医生的话，好让自己的焦虑症快点好。现在我去工作，就是为了挣钱，补贴家用，最起码用自己挣的钱买东西也爽快些，这样就想多挣点钱。【是啊，自立是成长的重要标志，值得祝贺！】

以前我觉得自己不能生气，不能一个人走远路，不能一个人在家，不能……

现在我觉得我完全可以跟正常人一样生活，一个人出远门，一个人待在家里，正常人能做的我都能做。【是啊，你看这"千寻"，在失去父母这一刻是多么的恐惧，当她带着恐惧、带着真诚、带着平常心、带着爱在生活的时候，恐惧感居然减轻了，周围的许多人也相应地发生了改变。】

9月16日

自己现在的精神状态越来越好了，但是恐惧的心理时不时地还来侵袭着我。

现在的生活也挺忙碌的，我也感觉自己越来越有战斗精神。以前我一不顺心就自暴自弃，稍微遇到点困难就显得很沮丧。现在不管遇到什么困难，

我都会告诉自己，尽一切努力做好。【如果你的忙碌不是在逃避内在的"死亡恐惧"和"孤独"，那么更好，自己去探索一下。】

9月23日

今天下午去逛街了，买了衣服，完全忘记了自己的焦虑症，好像找回了昔日的样子。但好景不长，回到家里症状又回来了。

当自己静下来的时候，这种症状比较明显，当自己忙得焦头烂额的时候，就会完全忘记它。

我相信，它也只是间歇性出现而已。【或许你的焦虑症状是内在无意义感的表达或者是对"孤独"的恐惧，自我探索一下。】

9月28日

每当被人说什么事情的时候，我的大脑就开始搜索，对应到自己的身上。别人说什么就联想到自己，其实，这都是自己忧虑的表现。

大脑像电视一样，经常插点小广告。这些都不可怕，只要自己记住，脚踏实地，成功的门都是虚掩着的。【这就是"自动思维"，也是我们需要练习"正念"的理由。】

10月3日

放假了，孩子们很开心。

其实，快乐不需要理由，有时候当你看到一片片树叶长得很好，生机勃勃的时候，你的心中就会无比的快乐；当你看到孩子那天真可爱的样子，你的心里就会不由自主地发笑，这是非常真实的笑。这些足以使生活增添无限的乐趣。

虽然有时邪恶的念头会蹦出来跟我们捉迷藏，但这些阻止不了我们去爱生活、爱工作、爱家人、爱朋友……【是啊，这就是我们说的"不是消灭痛苦，而是让痛苦消失进生活"。】

可能无限美好的生活在前面等着我们吧。【活好今天再说吧！】

10 月 12 日

以前当孩子跟我闹情绪的时候，我动不动就会发脾气。总抱怨很烦人，唠叨个没完，现在当我想发脾气时，我都会想想，我是在养小孩，养就要教，我要用爱心教他们什么是好的，什么是次的。【能觉知了，这是"正念"的表现。】

我决定下个月初再去看医生，我要自己一个人去。

10 月 21 日

今天有点特别，由于感冒了，特别不舒服，再加上吃了药，头昏昏沉沉的，这段时间流感比较厉害。幸好周末也不用去接孩子。

下午在厂里上班的时候，做着做着，有一种特别静的感觉出现，静得可怕，好像自己心脏停止了一样，脑子一片空白，没有感觉，找不到感觉。于是我有一种恐惧的念头，我站起来，打算出去走走。于是我马上回家了，我就像早上锻炼那样慢跑。就这样跑着，虽然也有不好的念头跳出来，但我还是这样跑着。过了几十分钟，好像舒服了一些，接下来我又走路去接孩子，接回来后我又做了 25 分钟的深呼吸，现在感觉好极了。

当出现这种感觉的时候，我也没以前那么着急，而是想跑步就跑步，跑步反正也没什么坏处，我就跑着吧，什么都别去理会，就看着这症状它能在我身上待多久，反正，我已经接受它的随时出现，也不再怕见，那就来吧。【你把"正念"实践得挺好，值得祝贺！争取以后把这一经验推广到日常生活中。】

10 月 28 日

晚上做梦，忽然被咳嗽惊醒，觉得喉咙被一股气卡住，呼吸不通畅，很难受。后来又咳嗽了几下。

这时，焦虑症出现了，大脑胡思乱想一阵子。虽然只是一丝划过，但心中还是觉得恐惧。

我就在乱想着：是不是这段日子咳嗽没好，肺部出现了问题。马上自我反驳，不会的，现在都不怎么咳了，哪里会有问题？

不会是水果吃多了吧？都说现在水果都是打农药才长得这么好的。不会的，肯定又是大脑发出错误信息了。其实当时心里特别地挣扎。就这样，脑子一下想到这里，一下又想到那里，心里的不安随着脑子的乱想更加不安了。

手心开始出汗，全身神经都在拉紧，而且感觉特别明显。我该是躺着好呢，还是坐起来好？最后决定还是做一次深呼吸。

慢慢地感受呼吸的过程，慢慢地放松下来。当心里恐惧来袭时，我就想到了医生说过"焦虑症最喜欢找这样的人了，最喜欢看你这样不安"，于是，我在心里对自己说，回到呼吸上来。【能这么做就好！】

以前可能是自己太怕死了，遇到点健康问题，就害怕得要死，导致自己走上了弯路。

死是每个人都无法避免的，真有一天要死，接受吧。我们本来就是自然界造的，迟早回归自然，那就是顺其自然吧。

总归一句话，努力做好当下的每一件小事，踏踏实实，简简单单，本本分分地做事、做人。【你可能还只是停留在"思维"层面的自我安慰，需要继续练习"正念"，实现从"情感"层面去领悟。】

11 月 3 日

今天预约了包医生的门诊，我一个人来的。跟医生反馈了自己的情况，然后计划如果没什么特别的就先自己阅读医生的"禅疗三部曲"，对照里面的冥想内容重新练习，或者每周阅读一个小故事，总之，想到了就去做。【是的，实践比讲道理更重要。】

12 月 25 日

经过这半年多的"禅疗"，我不仅摆脱了抗焦虑药，而且觉得自己基本

好了。这不代表以后就不会出现各种症状，而是我已准备好了它的随时出现。【对啊，这就是心理医生说的"正常/健康"！】

它出现，我将不再恐惧，而且更坚定地脚踏实地、集中精力做好当下该做的事情。【还是有可能会出现恐惧，我们能做的是"带着恐惧去真诚地生活"。】

想想这一年多的生活，有痛苦，有艰难，有绝望，也有欢乐……但，带给我更多的是成长。【能这么理解，挺好！】

那时候，生活是一片黑暗，每天早晨一睁眼就担心，担心今天又怎么熬过去。一到晚上，又担心自己怎么睡。这种痛苦是不能用文字所能表达的。整天的生活就在恐惧和焦虑中度过，眼前看不到一点希望。但为了继续生活，每天也艰难地坚持着、撑着。

慢慢地，慢慢地，生活中多了一些欢乐，少了一些烦恼和焦虑。

直到今日，生活已基本恢复正常，也比以前多了份安定、满足和豁达的心。

之后会有很长一段时间和医生中断联系，因为我觉得自己更能自如地应对生活了。

后记

作者以自己大量的临床治疗经验为依据，通篇在强调如下观点：

1. 焦虑首先是生活或人生问题，然后才是医疗问题，我们需要把焦虑问题还原回生活／人生问题去加以解决；

2. 如果你希望彻底摆脱焦虑的困扰，就需要在规范的药物治疗之外，及时跟进心理治疗、改变生活模式和饮食习惯等方法。

不知焦虑的你是否已经领会作者的良苦用心。

如果焦虑的你能在运用书中介绍的治疗方法消除自己的焦虑症状之外，再解决导致这些症状的潜在问题，那么你的生活品质和心灵品质都会得到提高。

如此，我心甚慰！

图书在版编目（CIP）数据

正念生活：心理医生教你摆脱焦虑的折磨/包祖晓，包静怡主编. --北京：华夏出版社有限公司，2021.7（2022.10重印）

ISBN 978-7-5222-0121-4

Ⅰ. ①正… Ⅱ. ①包… ②包… Ⅲ. ①焦虑－诊疗 Ⅳ. ①R749.7

中国版本图书馆 CIP 数据核字（2021）第 086356 号

正念生活：心理医生教你摆脱焦虑的折磨

主　　编	包祖晓　包静怡	
责任编辑	梁学超　苑全玲	
责任印制	顾瑞清	

出版发行	华夏出版社有限公司	
经　　销	新华书店	
印　　刷	三河市少明印务有限公司	
装　　订	三河市少明印务有限公司	
版　　次	2021 年 7 月北京第 1 版 2022 年 10 月北京第 2 次印刷	
开　　本	720×1030　1/16 开	
印　　张	13.25	
字　　数	138 千字	
定　　价	59.00 元	

华夏出版社有限公司　地址：北京市东直门外香河园北里 4 号　邮编：100028
网址：www.hxph.com.cn　电话：（010）64663331（转）

若发现本版图书有印装质量问题，请与我社营销中心联系调换。